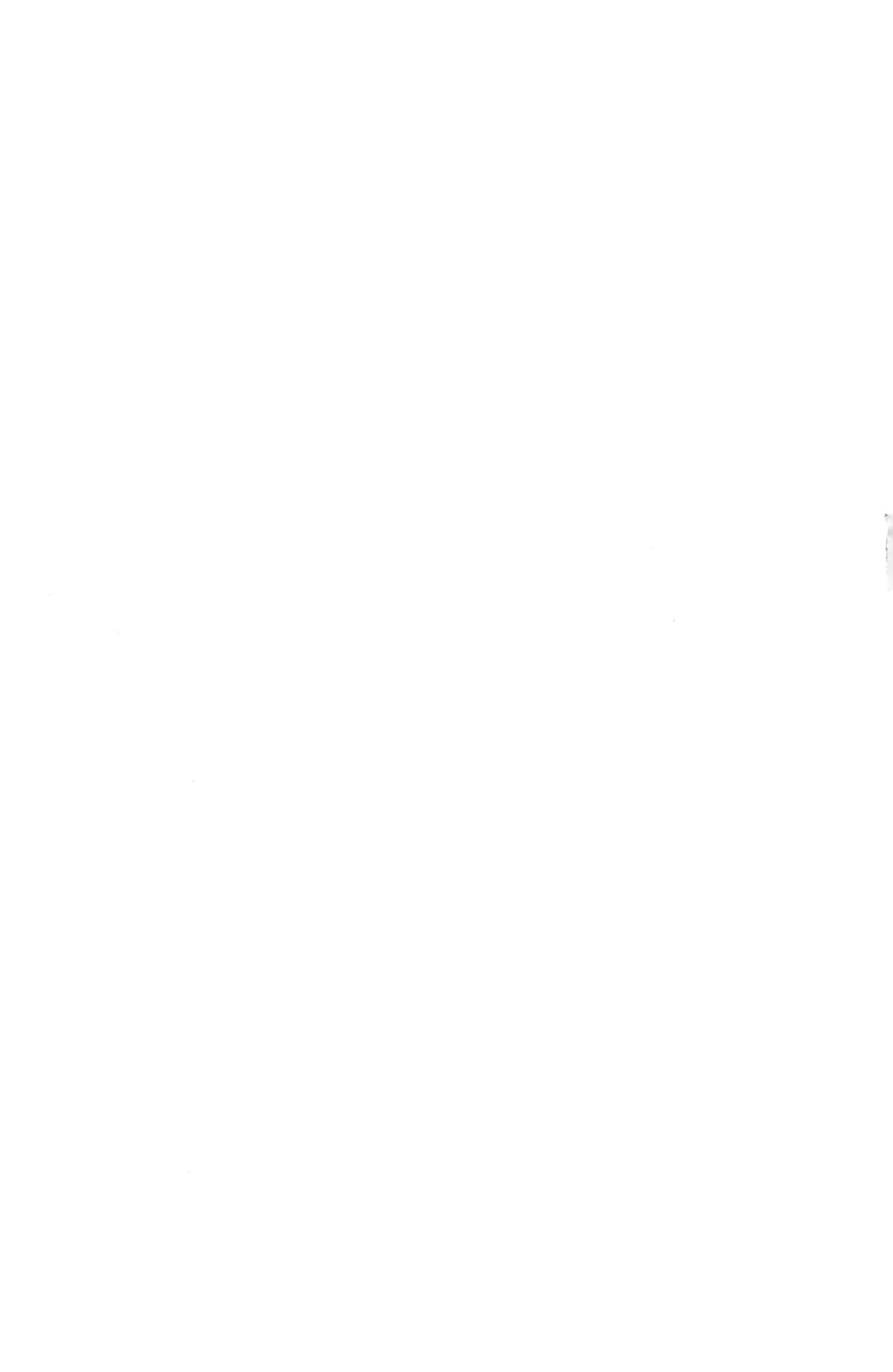

# BIOHACKING

## DIE MACHT DER SELBSTOPTIMIERUNG

Wie Sie Ihr genetisches Potenzial voll entfalten, Ihre Leistungsfähigkeit und Konzentration enorm steigern und zur besten Version Ihrer selbst werden

# INHALT

# Das erwartet Sie in diesem Buch

Das Streben nach Mehr ist tief in der menschlichen Natur verankert. Veränderung ist die einzige Konstante in unserem Leben, denn wir wollen stetig über uns hinauswachsen. Doch wie kann dieses "Mehr" aussehen, wenn wir heutzutage, in der westlichen Welt, bereits alles haben, was wir brauchen? Dass mehr Geld und Besitztümer uns nicht zwingend glücklicher machen, wird zunehmend von den Menschen erkannt. Der Lebensstandard des Durchschnittsbürgers geht weit über das Stillen der Grundbedürfnisse hinaus.

Trotzdem scheinen wir generell unzufrieden mit unserem Leben und unseren Leistungen zu sein. Wenn wir erreichen, was wir uns einst so sehnlichst wünschten, haben wir gedanklich meist schon das nächste große Ziel vor Augen. So arbeiten Menschen immer häufiger bis zu Erschöpfungszuständen wie einem Burn-Out und es stellt sich am Ende die Frage: Wofür eigentlich? Wenn es nicht das neueste Smartphone, das größte Haus oder das schnellste Auto ist, die uns langanhaltende Zufriedenheit und Glück verschaffen, was dann? Im Grunde steckt hinter dem Streben nach Mehr doch bloß Angst vor ungenutztem Potenzial, oder nicht?

Der Gedanke, dass wir nur dieses eine Leben haben und das Beste daraus machen sollten, schlummert tief in unserem Unterbewusstsein. Er kann uns anspornen, aber auch frustrierend und beängstigend sein. Kennen Sie dieses Gefühl von Trägheit, wenn Sie kaum aus dem Bett herauskommen können, und die Vorstellung, einfach liegen zu bleiben, verlockender ist, als herauszugehen und dieses einmalige Leben zu leben? Vergleichen Sie Ihr Leben oft mit dem von anderen und fragen sich, weshalb Sie nicht so erfolgreich sein können? Geben Sie sich vielleicht auch selbst die Schuld für diese Zustände und reden Sie sich ein, dass Sie einfach nicht die nötige mentale Stärke besitzen und etwas mit Ihnen nicht stimmt? Keine Sorge, damit sind Sie nicht allein. Tatsächlich geht es unglaublich vielen Menschen so. Auch, wenn diese es sich nicht immer eingestehen können und dann letztendlich doch so weitermachen wie bisher. Ohne Veränderungen werden aber auch keine Fortschritte erreicht. Die recht neue Bewegung der Biohacker setzt dieser Ignoranz jetzt ein Ende. Sie verfolgen das Ziel, eigenverantwortlich aktiv zu werden, um die bestmögliche Version ihrer selbst zu werden. Sie sind nämlich sehr wohl gut genug und haben viele Ressourcen und Kräfte, die Sie nur wiedererwachen lassen müssen.

Oft sind es andere Umstände, die Ihnen das Leben schwer zu machen scheinen und zu Antriebsarmut oder sogar zu Gefühlen von Sinnlosigkeit und Leere führen. Mit den richtigen Werkzeugen lassen sich viele dieser Begebenheiten korrigieren. Im Rahmen des Biohackings werden immer mehr Methoden entwickelt, von denen mit Sicherheit auch für Sie einige geeignet sind, um Ihr Leben selbst in die Hand zu nehmen und zu verbessern.

In diesem Buch werden Sie vorerst verstehen, was sich genau hinter dem Begriff "Biohacking" verbirgt, woher er stammt und wer sich als Anhänger der Bewegung verstehen kann. Der Fokus soll auf den Strategien liegen, die sich einfach im Alltag umsetzen lassen und für jeden verfügbar sind. Hier werden Ihnen viele praktische Übungen vorgestellt, sodass Sie eine Vielfalt neuer Möglichkeiten zur Leistungssteigerung entdecken und sofort selbst ausprobieren können. Außerdem sollen Sie dazu befähigt werden, einen Zustand von langanhaltender Zufriedenheit zu erreichen. Doch Biohacking geht weit über dies hinaus. Durch fortschrittliche Technologien werden verrückte Richtungen eingeschlagen, die Ihnen ebenfalls nicht vorenthalten werden sollen.

Eine kritische Auseinandersetzung mit der moralischen Vertretbarkeit der Prozeduren wird Sie dazu befähigen, sich eine eigene Meinung zu den Grenzen und Gefahren der Bewegung zu bilden. Denn eines ist sicher:

Allgemeingültige Wege gibt es nicht. Jeder muss individuell herausfinden, welche Methoden funktionieren oder nicht, welche Methoden wirklich Nutzen haben und was Selbstoptimierung eigentlich für einen selbst bedeutet. Entdecken Sie das Potential, das in Ihnen schlummert und lassen Sie es aufblühen!

# What the Heck is Biohacking?

So facettenreich wie Menschen sind, ist auch Biohacking. Das macht den Begriff zu einem weit dehnbaren, der von jedem total unterschiedlich ausgelegt wird. Eine einheitliche Definition gibt es nicht wirklich. Generell lässt sich jedoch sagen, dass das Wissen über Biologie, also die Lehre über den menschlichen Körper, mit der Philosophie des Hackens vereint wird. Der Ausdruck Hacking bedeutet nicht mehr, als etwas zum eigenen Vorteil zu entschlüsseln. Im Alltagsverständnis ist er trotzdem eher negativ belastet. Die meisten assoziieren mit Hacken den unbefugten Einbruch in ein System, um dieses zum eigenen Nutzen zu manipulieren.

Ein bekanntes Beispiel dafür wäre das Hacken von Kreditkarteninformationen. Tatsächlich stammt das Prinzip aber aus universitären Zirkeln. Im ursprünglichen Sinne steht es für Ideenreichtum und dem innovativen Erforschen von Schleichwegen. Auch nach dem Pons-Wörterbuch lässt sich ein "Hack" mit einem „praktischen Tipp" übersetzen. Es handelt sich also nicht zwingend um kriminelles Handeln, sondern soll im Grunde einfach nur Erleichterung bieten. So würde es in Bezug auf das Biohacking bedeuten, dass nach Wegen geforscht wird, um die menschliche Biologie geschickter zu nutzen. Ähnlich definiert auch Dave Asprey, der von vielen als Vater der Biohacker-Bewegung angesehen wird, den Lebensstil. Es sei "die Kunst und Wissenschaft, die die äußere Umgebung und die Innenwelt des Menschen auf eine Weise verändert, dass vollständige Kontrolle über die eigene Biologie gewonnen werden kann".

Das entscheidende Ziel ist die aktive Selbstoptimierung durch ein besseres Verständnis des eigenen Körpers, seiner Psyche und den Reaktionen auf äußere Einflussfaktoren. Angestrebt werden sowohl eine bessere Schlafqualität, jüngeres Aussehen, mehr Stressresistenz, eine geringere Anfälligkeit für Krankheiten, anhaltende Zufriedenheit, Gefühle von

Erfüllung und Sinn als auch gesteigerte Produktivität, mehr Kreativität, ein besseres Konzentrationsvermögen und vieles mehr. Teilweise verstehen Biohacker sich als so ausbaufähig, dass sie davon träumen, ihre Lebensspanne durch Modifikationen ihres Lebensstils zu verdoppeln.

Auch wenn Biohacking eine moderne Erscheinung ist, existiert das Konzept genau genommen schon seit den frühesten Anfängen menschlicher Existenz. Der sumerische König Gilgamesch von Uruk hatte bereits den Wunsch, ein magisches Kraut zu finden, das unsterblich machen würde. Genauso versuchten die Alchemisten, Lebenselixiere zu kreieren und Friedrich Nietzsche malte sich aus, dass der Mensch sich eines Tages vielleicht soweit entwickeln würde bis er nicht mehr derselbe ist und seine Spezies sich auflöst, beziehungsweise sich in eine neue transformiert. Diese Vorstellungen werden eher von besonders extremen Biohackern geteilt, die sich auch Transhumanisten nennen und kaum Grenzen bei der Verbesserung ihres Lebens kennen.

Diese bedienen sich des technologischen Fortschritts und implantieren sich üblicherweise Chips in die Hand oder versuchen sogar, das eigene Erbgut gezielt zu manipulieren. Der Trend ist aus der Idee entstanden, Wissenschaft auch für Laien zugänglich zu machen. Dann könne jeder durch das Ausprobieren und Evaluieren verschiedener Strategien selbst Verantwortung für seine Gesundheit und Fähigkeiten übernehmen. Aus diesem Grund wird häufig auch der Begriff DIY-Biologie verwendet. In den Vereinigten Staaten ist es bereits weit verbreitet. Immer mehr Menschen in Europa finden ebenfalls Gefallen an dem Prinzip. So gibt es in Deutschland mittlerweile eine kleine Gemeinschaft und 2017 fand in Berlin die erste Biohacking-Konferenz zum Erfahrungsaustausch statt.

Die Mehrheit setzt auf natürliche Vorgehensweisen und simple Verhaltensänderungen. Zu diesen Grundlagen eines gesunden und glücklichen Lebens gehören zum Beispiel erholsamer Schlaf und eine bewusste Ernährung. Viele Menschen wissen wahrscheinlich nicht einmal, dass sie sich ebenfalls als Biohacker bezeichnen könnten. Jeder, der auf der Basis seiner eigenen Biologie Maßnahmen zur Selbstoptimierung trifft, kann sich theoretisch zu der Bewegung dazurechnen. Es ist außerdem typisch, strategisch vorzugehen und Fortschritte zu dokumentieren, um die Effektivität von gewählten Maßnahmen zu überprüfen. Das Finden von geeigneten Wegen ist ein Prozess, der auf Erfahrung und Informationssammlung basiert. Zu Grunde liegt das Verständnis des Körpers als ein komplexes Zusammenspiel, das ständig verschiedenen Einflüssen ausgesetzt ist, welche eine entscheidende Rolle im Gesamtbefinden spielen. So prägt, dieser Annahme nach, jeder Input unmittelbar unseren Output. Damit sind nicht nur Nahrung und Ausscheidung gemeint, sondern jede erdenkliche Art von Konsum. Auch die Geräusche, die wir hören, die Luft, die wir atmen, die Beschäftigungen, denen wir nachgehen, die Gedanken, die wir denken und so weiter haben Einfluss auf unsere Biologie. Somit bestimmen sie wie wir uns sowohl körperlich als auch seelisch fühlen und wie wir uns verhalten.

# Die Basismethoden - Manchmal ist weniger mehr

Es wäre fatal, wenn Sie sofort Unmengen Geld für teure Verfahren ausgeben oder sich gefährlichen Selbstexperimenten unterziehen. Viel mehr Sinn macht es, sich mithilfe der Grundbausteine ein gesünderes und glücklicheres Leben zu errichten. In den folgenden Methoden liegt unheimlich viel Potential, obwohl sie auf den ersten Blick zu einfach zu sein scheinen, um etwas zu bewirken. Sie werden überrascht sein, wie diese kleinen Veränderungen bereits deutlich spürbare Wunder in Ihrem Alltag vollbringen werden. Im Gegensatz zu vielen fortschrittlicheren Strategien des Biohackings, sind die Basics sogar wissenschaftlich erforscht. Außerdem ist es unumstritten wahr, dass keine Genmanipulation oder technische Implantate Sie leistungsfähiger machen, wenn die fundamentalen Maßnahmen weiterhin außer Acht gelassen werden. Versuchen Sie sich daher zuerst an den Vorgehensweisen dieses Kapitels. Sie erfordern wirklich nicht viel Aufwand und sind zudem meist vollkommen kostenlos!

## WENN SCHLAF NICHT MEHR ERHOLSAM IST

Leider wird in der modernen Gesellschaft nicht genügend Wert auf ausreichenden und qualitativ guten Schlaf gelegt. Es wird stets normaler, dass die Nacht zum Tag gemacht wird und immer mehr Supermärkte oder Restaurants etablieren im Zuge dieser Entwicklungen einen 24-Stunden-Service. Dabei sollten wir beinahe ein Drittel unseres Lebens in diesem tiefen meditativen Zustand verbringen. Unangebrachterweise gibt es sogar Tendenzen einer Anti-Schlafkultur. So werden beispielsweise diejenigen, die eine Feier früher verlassen, um stattdessen ihrer regulären Nachtruhe nachzugehen, oft als "langweilig" oder "uncool" betitelt. Doch es ist, genau wie die Nahrungsaufnahme oder das Aufbauen von sozialen Beziehungen, ein fundamentales Bedürfnis aller Menschen. Auch wenn wir diese Zeit nicht bewusst erleben oder vielleicht gerade aus diesem Grund, ist es für das Erreichen optimaler Leistungsfähigkeit und Zufriedenheit von absoluter Relevanz, seinen Schlaf nicht zu vernachlässigen. Wenn wir schlafen, kommt unser Gehirn zur Ruhe, das Unterbewusstsein wird aktiv und somit können die Erlebnisse des vergangenen Tages ungestört verarbeitet werden. Dabei kann sich die Psyche von all den ständig eindringenden Reizen effektiv erholen und außerdem kann das Gedächtnis gestärkt werden.

Doch nicht nur der Geist schöpft während der Nachtruhe neue Kräfte für den nächsten Tag. Auch für den physischen Körper ist es unerlässlich, diese Stunden der tiefen Entspannung täglich zu ermöglichen. Dass "Schlaf die beste Medizin ist", ist in der Tat wahr. Immunologen haben erst kürzlich feststellen können, dass das Immunsystem während des Schlafes aktiv gestärkt wird. Zum einen geschieht dies durch die Stabilisierung des Immungedächtnisses. Es merkt sich die Reaktionen im Körper nach dem Eindringen von bisher unbekannten Krankheitserregern, um diese bei erneuter Konfrontation möglichst schnell mit den passenden Antikörpern zu bekämpfen. Zum anderen werden die Fähigkeiten der sogenannten T-Zellen gestärkt.

Diese sind in dem Ablauf einer Immunantwort dafür verantwortlich, die entsprechenden Antikörper nach dem Aufspüren von Krankheitserregern zu aktivieren. Andersherum kann es bereits nach wenigen Stunden Schlafmangel zu entgegengesetzten Wirkungen, also der Schwächung des Immunsystems, kommen. Wenn wir wach sind, stören Hormone und andere Stoffe, darunter zum Beispiel Adrenalin, die Vorgänge. Festhalten lässt sich also, dass ausreichend Schlaf eine Voraussetzung für ein intaktes Immunsystem ist und demnach infektiösen Erkrankungen vorgebeugt werden kann. Dies konnte in einer amerikanischen Studie bestätigt werden, in der mehr als 150 Versuchsteilnehmern gezielt Erkältungsviren mittels Nasentropfen verabreicht wurden. Bei den Probanden, die täglich weniger als sieben Stunden schliefen, haben sich dreimal so häufig grippale Infekte manifestiert wie bei der Kontrollgruppe, die mindestens acht Stunden nächtigten. Doch auch über Entzündungen und Infekte hinaus, soll Schlaf das Risiko fast jeder erdenklichen Krankheit reduzieren.

Darunter fallen Herzinfarkte und Schlaganfälle, denn wer auf Dauer nicht genügend Schlaf bekommt, könnte mit hoher Wahrscheinlichkeit einen zu hohen Blutdruck entwickeln. Bereits zwei Stunden Schlafdefizit reichen aus, um das Risiko um 66 % zu erhöhen. Außerdem konnte festgestellt werden, dass sich aufgrund von Müdigkeit eher ungesund ernährt und häufiger zu Genussmitteln wie Alkohol und Zigaretten gegriffen wird. Die Wahrscheinlichkeit übergewichtig zu werden, steige durch Schlafmangel um 50 % an. Auch die Entstehung psychiatrischer Erkrankungen wie Depressionen, Angst- und Essstörungen, Suchterkrankungen oder sogar Psychosen mit Wahnvorstellungen, werden begünstigt. Darunter könnte man auch die neurologische Krankheit Demenz zählen, die bekannterweise durch Proteinablagerungen im Gehirn entsteht. Während des Schlafes reinigt sich das Hirn selbst, wobei genau diese Proteine und andere Stoffwechselprodukte abgeleitet werden. Somit schützt eine gute Nachtruhe auch vor der befürchteten Altersvergesslichkeit. Einige Untersuchungen konnten darüber hinaus einen Zusammenhang mit dem Krebsrisiko feststellen. Zusammenfassend lässt sich sagen, dass Schlafen über einen besseren Gesundheitszustand durchaus zu einem längeren und glücklicheren Leben beitragen kann.

Trotzdem leiden, einer Studie der DAK nach zu urteilen, etwa 80 % aller Erwerbstätigen an Schlafproblemen. Fast 10 % der gesamten Bevölkerung in Deutschland hat die Diagnose der besonders schweren Schlafstörung Insomnie gestellt bekommen. Diese ist durch mindestens dreimal pro Woche auftretende Ein- und Durchschlafprobleme oder frühmorgendliches Erwachen gekennzeichnet. Schlaflosigkeit kommt akut vor, kann aber auch zu einer Chronifizierung führen, weswegen das

Schlafverhalten zur Diagnosestellung nach dem Krankheitskatalog ICD-10 über einen Zeitraum von mindestens einem bis zu drei Monaten beobachtet werden sollte.

Abgesehen von den gesundheitsschädlichen Langzeitfolgen eines Schlafmangels sind die Hauptmerkmale, die sich meist sehr zeitnah einstellen, Leistungsabfall, Konzentrationsschwäche und eine schlechte mentale Verfassung. Im schlimmsten Fall kann das zu Verkehrs- oder Arbeitsunfällen führen. Doch wer möchte schon im Allgemeinen müde und gereizt, womöglich sogar mit Kopfschmerzen durch das Leben gehen? Mit Sicherheit niemand, der sich als Biohacker bezeichnet. Deswegen überlassen diese ihren Schlafrhythmus nicht dem Zufall und versuchen ihn aktiv zu beeinflussen, um von den Vorteilen einer erholsamen Nachtruhe zu profitieren. Dies können auch Sie ganz einfach durch die Ermittlung der Störfaktoren Ihres Schlafes und darauffolgender Anwendung geeigneter Gegenmaßnahmen tun.

Generell wird es empfohlen, jede Nacht sechs bis acht Stunden zu schlafen. Dabei sollte es sich um einen tiefen Schlaf, der nicht andauernd unterbrochen wird, handeln. Viel hilft viel trifft in diesem Fall übrigens nicht zu. Wer mehr als neun Stunden schläft, setzt sich ebenfalls gesundheitlichen Risiken aus, die den zuvor genannten Folgen bei Schlafmangel sehr ähnlich sind. Wirklich erholt und voller Kraft fühlt man sich in der Regel nach zu viel Schlaf genauso wenig. Es muss aber auch erwähnt werden, dass das Schlafbedürfnis eines jeden sehr unterschiedlich ist. So wie es Langschläfer gibt, gibt es auch Menschen, die eher zu einem kurzen Schlaf neigen. Und so wie manche es gewohnt sind, früh aufzustehen, gibt es Nachteulen, die eher bei Anbruch der Dunkelheit aktiv und produktiv werden. Unser Leben folgt jeweils der eigenen inneren Uhr unseres Körpers, welche versucht, alle Funktionen auf den Zeitraum von 24 Stunden zu synchronisieren. Dies nennt man den zirkadianen Rhythmus. Er beschreibt nicht nur wann wir wachen und schlafen, sondern auch unser psychisches Befinden, der Hormonhaushalt und die Körpertemperatur hängen unmittelbar mit ihm zusammen. Verantwortlich für die Regulation ist insbesondere das Schlafhormon Melatonin.

Es wird von einer Drüse im Zwischenhirn produziert, wobei die Menge von dem Lichteinfall auf das Auge abhängt. Wenn Licht auf die Netzhaut einstrahlt, signalisiert es dem Körper, dass Tag ist und die Ausschüttung von Melatonin wird verringert. Wenn es andersherum dunkel ist, wird die Produktion gesteigert und wir verspüren Müdigkeit. Allerdings wird der natürliche Verlauf von Sonnenaufgang und Sonnenuntergang im modernen Zeitalter ständig unterbrochen, sodass unser Organismus sich schon lange nicht mehr am natürlichen Tageslicht orientieren kann. Dafür sind vor allem blaue Lichtwellen verantwortlich, welche beispielsweise von LED-Lampen ausgehen. Wenn Sie LED-Leuchten im Haus besitzen, kann es hilfreich sein, diese gegen Halogen- oder Weißlichtlampen auszutauschen. Außerdem hat gedimmtes Rotlicht eine schlaffördernde Wirkung. Versuchen Sie, Ihre Umgebung schon bevor Sie zu Bett gehen, so gut abzudunkeln wie möglich. Wenn Ihnen das Rotlicht nicht zusagt, können natürlich auch Kerzen oder Lichterketten an Stelle der großen Beleuchtungen am Abend benutzt werden und für eine gemütliche Umgebung sorgen.

Falls Sie an einer stark beleuchteten Straße wohnen, eignen sich sogenannte Blackout-Vorhänge am besten, um das Licht abzuschirmen. Doch noch viel gefährlicher als herkömmliches Licht und von vielen völlig unterschätzt, sind die blauen Lichtwellen, die von unseren Bildschirmen ausgehen. Ob Smartphone, Tablet, Fernseher oder Computer - die Displays hemmen allesamt die Bildung von Melatonin in einem hohen Ausmaß. Dennoch nehmen viele ihr Handy mit ins Bett und starren bis unmittelbar vor dem Schließen der Augen auf den Screen. Auch bei Einschlafproblemen wird es häufig als Erstes wieder gezückt. Den Fernseher laufen zu lassen ist ebenfalls keine Seltenheit. Vielmehr sollten Sie für einen qualitativ hochwertigen Schlaf jedoch vollkommen auf diese elektronischen Geräte verzichten, bevor Sie zu Bett gehen. Falls das mal nicht möglich ist oder es für Sie persönlich nicht in Frage kommen sollte, gibt es eine Alternative. Und zwar haben sich in der Szene der Biohacker spezielle Brillen etabliert, die gezielt die blauen Lichtwellen herausfiltern. So wird die Netzhaut vor der Einstrahlung geschützt, wodurch zum einen ungestört Melatonin produziert werden kann und zum anderen der altersbedingten Makuladegeneration, oder kurz AMD, vorgebeugt wird.

Nebenbei schaden blaue Lichtwellen nämlich den Zellen der Netzhaut, sodass diese zunehmend zerstört werden. Eine AMD ist in Industrieländern mittlerweile der häufigste Grund für Augenerkrankungen aller Art, bis zur Erblindung. Sie können Blaulichtfilter-Brillen bereits zwischen 30 und 50 Euro finden. Des Weiteren gibt es kostenlose Programme, wie f.lux, für den Computer, welche dieselbe Funktion erfüllen. Bei iPhones ist die Option eines Nachtmodus sogar integriert und lässt sich unter den Einstellungen zum Display ganz leicht anpassen. Für Android-Geräte gibt es eine Auswahl an Apps, wie zum Beispiel Twilight, Blaulichtfilter-Nachtmodus und Blaulichtfilter-Augenpflege. Doch die Lichtwellen sind nicht das einzige Schlafhindernis. Ursächlich für nächtliche Aktivität am Bildschirm kann auch sein, wenn eine Handysucht vorliegt und dies dazu führt, dass Betroffene ihre Müdigkeit unterdrücken, um weiter online sein zu können oder Spiele zu spielen. Zudem regen die vom Smartphone ausgehenden Reize den Geist weiter an, sodass dieser nicht wirklich herunterfahren kann.

Und wer kennt es nicht, dass es die Gedankenwelt ist, die einen nachts wachhält? Es kann sich um Impulse der digitalen Welt handeln, genauso gut aber auch um seelische Belastungen, Arbeitsstress, Ängste oder sogar positive Aufregung bei frischer Verliebtheit. Deswegen macht es durchaus Sinn, vor dem Zubettgehen eine Stunde, ohne die Geräte einzuplanen. Kaum etwas könnte wohl so wichtig sein, dass es nicht bis zum nächsten Tag auf Ihre Aufmerksamkeit warten kann. Dazu gehören auch Ihre E-Mails. Generell ist es ratsam, bevor Sie schlafen keinen arbeitsbezogenen

Tätigkeiten mehr nachzugehen. Nutzen Sie diese letzte Stunde am Abend stattdessen, um den Tag zu reflektieren und bewusst ausklingen zu lassen. Es kann Ihnen helfen, sich Dinge, die Ihnen noch im Kopf herumschwirren oder Erledigungen, zu denen Sie nicht gekommen sind, von der Seele zu schreiben. Um den entspannenden Effekt zu verstärken, können Sie sich zusätzlich eine Tasse Tee zubereiten. Dieser sollte logischerweise kein Koffein enthalten, wie es beispielsweise bei schwarzem Tee der Fall ist. Auf nervenanregende Substanzen, die nicht nur in manchen Teesorten und im Kaffee, sondern teilweise sogar in Schokolade enthalten sind, sollten Sie für einen erholsamen Schlaf mindestens fünf Stunden zuvor verzichten. Besser eignen sich Baldrian, Kamille, Lavendel oder Melisse. Alkohol kann zwar vorerst müde machen und schlaffördernd wirken, dieser Effekt lässt nach einigen Stunden jedoch nach.

Es kann zu Mundtrockenheit, Schwitzen, Kopfschmerzen und weiteren Entzugserscheinungen kommen, die Sie vorzeitig aufwachen lassen. Dasselbe tritt in Zusammenhang mit Nikotinkonsum auf. Die letzte Zigarette sollte dementsprechend nicht unmittelbar vor der Nachtruhe geraucht werden, wenn es dann überhaupt sein muss. Generell ist es ratsam, möglichst zwei Stunden vor dem Schlafengehen die letzte Mahlzeit zu essen. So hat der Körper noch genügend Zeit, die Nährstoffe zu verdauen. Andernfalls könnte der hohe Insulinspiegel die Produktion von Melatonin blockieren und es würde mit hoher Wahrscheinlichkeit zu Unterbrechungen Ihres Schlafes kommen. Wie sieht es mit Sport aus? Im Allgemeinen ist es vorteilhaft, wenn Sie sich den Tag über ausreichend bewegt haben. Andernfalls könnten Sie von Unruhe und Rastlosigkeit geplagt werden, wenn Sie am Abend die Augen schließen wollen.

Direkt vor dem Schlafen sollten Sie jedoch keinen intensiven Sport betreiben. Das würde Ihren gesamten Organismus schließlich auf Hochtouren bringen. Gegen einen Abendspaziergang ist jedoch überhaupt nichts einzuwenden. Frische Luft zu atmen ist nämlich ein weiterer hilfreicher Aspekt bezüglich leichteren Einschlafens. So macht es durchaus

Sinn, die Fenster Ihres Schlafzimmers zuvor zu öffnen oder Pflanzen zu besorgen, die die Raumluft verbessern. Sowohl der pflegeleichte Bogenhanf, die Kentia Palme, die Friedenslilie, der Drachenbaum und viele weitere ihrer Art erfrischen den Raum nicht nur durch den schönen Anblick. Sie reinigen die Luft aktiv von Schadstoffen und produzieren Sauerstoff. Was die Raumtemperatur angeht, sollte es nicht zu kalt sein, um keine Muskelverkrampfungen zu bekommen. So warm, dass Sie ins Schwitzen geraten, sollte es aber auch nicht sein. Experten empfehlen 16-19 Grad Celsius. Bezüglich der Umgebung lässt sich auch noch sagen, dass jegliche Lärmquellen natürlich weitestgehend ausgeschaltet werden sollten. Gegebenenfalls kann es sogar sinnvoll sein, Ohrstöpsel zu benutzen, wenn Sie beispielsweise an einer viel befahrenen Straße wohnen.

Obwohl Sie sich möglicherweise gar nicht bewusst von dem Geräuschpegel gestört fühlen, nimmt das Unterbewusstsein den Lärm kontinuierlich wahr, wodurch Ihr Nervensystem Stress ausgesetzt wird. Wiederum entspannend können ruhige Hintergrundmusik und sanfte Naturgeräusche, wie das Rauschen von Wellen, wirken. Stöbern Sie dafür ruhig mal YouTube oder Spotify nach passenden Klängen durch, mit denen Sie Lärm übertönen können. Nicht außer Acht zu lassen ist selbstverständlich auch der wichtigste Begleiter Ihres Schlafes: das Bett! Es sollte regelmäßig gereinigt werden. Das trägt nicht nur dazu bei, dass Sie sich wohler fühlen, sondern verhindert zusätzlich, dass Staub die Raumluft verunreinigt.

Außerdem sollte das Bett weich und gemütlich sein. Ältere Matratzen sind oft durchgelegen und können aufgrund des hohen Drucks an den aufliegenden Körperstellen immer wieder dazu führen, dass Sie aufwachen. Es lohnt sich allemal, in eine qualitativ hochwertige Matratze zu investieren! Darüber hinaus gibt es eine psychologische Komponente bezügliches Ihres Schlafplatzes. Experten raten dazu, das Bett ausschließlich zum Schlafen und für den Geschlechtsverkehr zu nutzen. Auf keinen Fall sollte darin gestritten werden. Ansonsten könne es im Gehirn zu negativen

Assoziationen mit dem Ort kommen, weswegen Sie sich unterbewusst unwohl fühlen und Probleme bei der Entspannung haben könnten. Dies gilt im Übrigen auch, wenn Sie bemerken, dass Sie nicht einschlafen können. Stehen Sie dann lieber auf und gehen Sie erst wieder ins Bett, wenn Sie sich müde genug fühlen, anstatt sich stundenlang nervös von der einen Seite auf die andere zu wälzen. Die Signale des Körpers zu ignorieren und versuchen gegen sie anzukämpfen, kann zu einer erlernten Schlafstörung führen. Darunter versteht man eine Angst vor zu wenig Schlaf beziehungsweise einer weiteren schlaflosen Nacht. Soweit es Ihnen möglich ist, sollten Sie jedoch darauf achten, zu regelmäßigen Zeiten ins Bett zu gehen, damit sich der zirkadiane Rhythmus darauf einspielen kann.

Vor allem Berufstätige im Schichtdienst können damit große Schwierigkeiten haben. Mehr als zwölf Prozent der Erwerbstätigen in Deutschland haben wechselnde Arbeitszeiten. Das heißt es wird sowohl in Früh- und Spät- als auch Nachtschichten gearbeitet. Es bedeutet, dass immer wieder gegen die innere Uhr angekämpft werden muss. Somit macht Schichtarbeit einen der Hauptfaktoren für Schlafstörungen aus. Hier ist die Schlafhygiene, also das Schaffen von optimalen Voraussetzungen für ein erleichtertes Einschlafen und bessere Schlafqualität, von besonders hoher Bedeutung. Schlafprobleme können auch medikamentös gelindert werden. Pflanzliche Wirkstoffe hierfür wären zum Beispiel Passionsblume, Baldrian und Hopfen. Synthetische Arzneimittel, wie Benzodiazepine, fallen unter die Kategorie von Hypnotika und sind nicht nur verschreibungspflichtig, sondern selbst dann nur zur kurzzeitigen Anwendung gedacht. Bei längerer Einnahme besteht das hohe Risiko einer Abhängigkeit. Umso besorgniserregender ist die Tatsache, dass sich die Anzahl von Schlafmittel einnehmenden Berufstätigen seit 2010 verdoppelt hat. Generell sollten verhaltensändernde Maßnahmen immer den medikamentösen Hilfsmitteln vorgezogen werden. Mithilfe von vielen Apps, unter anderem Sleep Cycle oder Sleep Better, können Sie die Dauer Ihres Schlafes dokumentieren, sich Alarmtöne stellen, wenn es Zeit ist, sich bettfertig zu machen und natürlich auch, um am Morgen geweckt zu werden. Genauso gut würde auch die schriftliche Datenerfassung funktionieren. So könnten Sie verschiedene der neu gelernten Methoden ausprobieren und im Anschluss reflektieren, inwiefern Sie Ihren Schlaf verbessert haben. Primär sollte dabei beobachtet werden, wie Sie sich am Morgen danach fühlen: Erholt und fit für den Tag? Konzentrierter als gewöhnlich auf der Arbeit? Oder träge und noch wie im Halbschlaf? Ein echtes Gesamtpaket bietet die kostenlose App PrimeNap. Hier werden Tracking der Schlafdauer mit dem Protokollieren des Gemüts am nächsten Morgen kombiniert und Sie können sogar ein Traumtagebuch führen. Falls Sie trotz allem mal nicht genügend Ruhe gefunden haben und tagsüber ein Nickerchen einlegen möchten, sollte dies nicht länger als 30 Minuten gehalten werden, damit Sie das Schlafbedürfnis am Abend nicht verlieren und in einen Teufelskreis geraten.

### Entspannungstechniken machen mehr als nur müde

Um leichter in das Land der Träume gleiten zu können und gleichzeitig einen tieferen Schlaf zu haben, bieten verschiedene Entspannungstechniken ein großartiges Sprungbrett. Sie können zu jeder anderen Tageszeit praktiziert werden und müssen nicht zwingend das Ziel verfolgen, im Anschluss einzuschlafen. Während der Entspannungsübungen können wir der Hektik des Alltags für einige Zeit entfliehen und entschleunigen. Viele von uns hetzen von einer Aufgabe zu der nächsten. Wenn wir dauerhaft viel Stress ausgesetzt sind, leidet darunter nicht nur unsere Psyche, sondern auch die körperliche Gesundheit. Die ständige Anspannung hat zur Folge, dass sich unsere Muskeln zunehmend verkrampfen. Oft ist dies Ursache für Kopf- und Rückenschmerzen, gegen die dann gerne mit Schmerzmitteln angegangen wird. Anstatt sofort zu Medikamenten zu greifen und den Körper mit chemischen Substanzen und Nebenwirkungen zu belasten, ist es jedoch viel sinnvoller, die zu Grunde liegende Ursache zu bekämpfen und die verspannten Muskeln zu lockern. Das Gleiche gilt bezüglich des Bluthochdrucks, der durch die nachfolgenden Übungen nachweislich gesenkt werden kann. Darüber hinaus wird im besten Fall ein innerer Zustand von Frieden und Ausgeglichenheit erreicht, der depressiven Verstimmungen und Stress-Syndromen vorbeugt.

Die erste dafür in Frage kommende Praxis nennt sich „Progressive Muskelentspannung" oder auch „PMR". Entwickelt wurde sie von dem amerikanischen Arzt Edmund Jacobson. Dabei werden die verschiedenen Muskelgruppen nacheinander für etwa 6 Sekunden angespannt und dann für 20 Sekunden entspannt. Es kann im Sitzen, am besten aber im Liegen, durchgeführt werden und sollte insgesamt um die 20-30 Minuten beanspruchen. Beginnen Sie mit der rechten Hand und dem rechten Arm, es folgen die linke Hand und der linke Arm. Als Nächstes sind das Gesicht, Ihr Nacken, Rücken und Bauch an der Reihe, bevor Sie erst Ihr rechtes Bein, den rechten Fuß und dann das linke Bein und den linken Fuß in den Fokus nehmen. Das Verfahren ist leicht zu erlernen und trotzdem so effektiv, dass es sogar im klinischen Bereich angewendet wird. Gelegentlich finden Kurse zur „Progressiven Muskelentspannung" von den Krankenkassen Deutschlands statt. Außerdem können Sie auf den Websites der TK und der AOK freie Audio- und Video-Anleitungen zum Erlernen des Vorgehens finden. Auch auf YouTube stehen zahlreiche geführte PMR-Übungen zur freien Verfügung. Je nach Belieben können die Übungen mit oder ohne entspannende Hintergrundmusik ausgeführt werden.

Ein ähnliches Konzept stellt das sogenannte „Autogene Training" dar. Dies wurde 1932 von einem deutschen Psychiater namens Johannes Schultz beschrieben. Allerdings ist es im Gegensatz zur „Progressiven Muskelentspannung" weniger erforscht und etwas komplizierter in der Durchführung. Es macht also Sinn, erstmal mit der PMR zu beginnen, wenn Sie noch gar nicht mit Entspannungstechniken vertraut sind. Wenn Sie diese dann problemlos meistern und es eintönig zu werden droht, können Sie sich an das „Autogene Training" wagen. Dabei handelt es sich um eine Art Selbsthypnose, die auf der Beeinflussung des Unterbewusstseins beruht. Ausgeführt wird diese entweder im Liegen oder im Sitzen in einer speziellen Position, die sich "Droschkenkutscherhaltung" nennt. Hierfür würden Sie die Ellenbogen auf Ihren Oberschenkeln abstützen, um Ihre Wirbelsäule zu entlasten und die Atmung zu erleichtern. Den Kopf können Sie je nach Belieben nach vorne mit dem Kinn auf die Brust fallen lassen oder an eine Stuhllehne beziehungsweise gegen eine Wand nach hinten lehnen. Sobald Sie eine Position gefunden haben, in der Sie sich wohlfühlen und völlig entspannen können, stehen formelhafte Sätze im Mittelpunkt, die Sie gedanklich vier- bis sechsmal langsam und fokussiert wiederholen. Auf YouTube finden Sie viele geführte Übungen, bei denen Ihnen diese Sätze vorgegeben werden. Sie können das „Autogene Training“ jedoch auch selbstständig durchführen.

Bevor Sie zu der eigentlichen Übung übergehen, kann es hilfreich sein, durch Gedanken wie "Jetzt kann nichts meine Ruhe stören" einen Einstieg zu finden.

- Begonnen wird dann mit der sogenannten Unterstufe, während der vor allem körperliche Vorgänge beeinflusst werden. Dazu gehören zum Ersten beruhigende Schwereübungen. Dafür würden Sie im Geiste mehrmals eine Aussage wie "Mein rechter Arm ist ganz schwer" aufsagen.
- Dank der Wärmeübungen können, neben der Erwärmung und Beruhigung des Körpers, sogar aktiv die Blutgefäße erweitert werden. Wiederholen Sie dafür mehrmals in Gedanken Sätze wie "Der rechte Arm ist ganz warm".
- Wenn sich gezielt auf das Pochen des Herzens konzentriert wird, verlangsamt sich die Schlagfrequenz automatisch. Schon magisch, was alleine durch die Bündelung unserer Konzentration erreicht werden kann, oder? Dieses Training nennt man Herzübungen und "Mein Herz

schlägt ganz ruhig" wäre eine beispielhafte Aussage, um gewünschte Effekte zu erzielen.

- Das Gleiche lässt sich auf die Atmung im Sinne von Atemübungen übertragen. In diesem Falle würden Ihre Gedanken "Meine Atmung ist ganz ruhig und gleichmäßig" lauten.
- Dann gibt es noch die Sonnengeflechts-Übungen, bei denen die Verdauungsorgane durch Aussagen wie "Mein Leib wird strömend warm" entspannt werden sollen.
- Zu guter Letzt würde das gedankliche Aufsagen von "Meine Stirn ist angenehm kühl" ausreichen, um im Rahmen der Kopfübungen das Gefühl eines klaren Kopfes hervorzurufen.
- Verweilen Sie noch ein wenig in dem meditativen Zustand der Entspannung und schließen Sie die Übung dann mit der Formel "Tief Luft holen! Augen auf" ab. Am besten strecken Sie sich ein wenig und versuchen die innere Ruhe beizubehalten, anstatt sofort hektisch aufzuspringen.
- Zusätzlich zu der Unterstufe gäbe es auch eine Oberstufe. Die Anwendung ist jedoch sehr anspruchsvoll und dient eher der Psychoanalyse als der Entspannung. Es handelt sich quasi um waches Träumen. So sollen sich zum Beispiel Farben, Formen oder Personen vor das innere Auge gerufen werden. Im Nachhinein würde dann reflektiert werden, was sich in der Vorstellung gezeigt hat und was es bedeuten könnte. In der Regel wird die Oberstufe jedoch von geschultem Personal begleitet.

Alternativ zu dieser Selbsthypnose können Sie sich auch geführte Hypnosen zum Einschlafen anhören. Unterschätzen Sie nicht deren Intensität und führen Sie sie wirklich nur durch, wenn Sie sicher im Bett liegen und auf keinen Fall während des Autofahrens oder anderen Tätigkeiten, die Ihre Aufmerksamkeit erfordern. Hypnose ist ein von den Krankenkassen anerkanntes Therapieverfahren, da durch das Erreichen des

Trancezustands die Aktivität des Gehirns nachweislich verändert wird.

Natürlich können auch weniger professionelle Herangehensweisen hervorragend dabei helfen, in einen tiefen Schlaf zu fallen. Darunter fallen zum Beispiel Phantasiereisen oder Hörbücher, zu denen Sie dank des Internets heutzutage rund um die Uhr kostenlosen Zugang haben. Das mag Sie möglicherweise an die Gutenachtgeschichten erinnern, die man Kindern vorliest. Aber wer sagt schon, dass man ab einem bestimmten Alter nicht mehr so unbeschwert schlafen darf, wie Babys es tun? Genauso kann natürlich ein Buch gelesen werden, solange es sich nicht um einen allzu anspruchsvollen Inhalt handelt und Sie dadurch auf andere, optimalerweise beruhigende, Gedanken kommen können. Zu sehr emotional aufwühlen sollten Sie die Geschichten nicht. Und was wäre friedlicher als dies in einem heißen Bad bei Kerzenschein zu genießen? Studien der Universität in South Carolina zufolge befördert eine Stunde im 40 Grad Celsius bis 43 Grad Celsius warmen Wasser Sie in einen regenerierenden Schlaf. Außerdem bieten Fußbäder eine simple Option, um zu entspannen. Durch die Anregung der Durchblutung stellt sich ein beruhigender Effekt ein. Daneben können viele weitere Beschwerden mithilfe von Fußbädern gelindert werden.

- Für ein kaltes Bad sollte die Wassertemperatur zwischen 12 Grad Celsius und 18 Grad Celsius betragen. Nach maximal zwei Minuten würden Sie die Füße an der Luft trocknen lassen und optimalerweise warme Socken, vielleicht sogar dicke Wollsocken, anziehen. Abgesehen von Schlafstörungen regt dies die Verdauung an, hilft bei Gicht, geschwollenen Beinen, Krampfadern, Nasenbluten, Kopfschmerzen und weiteren Beschwerden. Wenn Sie unter Durchblutungsstörungen oder Bluthochdruck leiden, sollten Sie lieber von einem kalten Fußbad absehen.
- Länger können die warmen Fußbäder genossen werden. Ungefähr 10 bis 15 Minuten bei einer Wassertemperatur von 35 Grad Celsius bis

40 Grad Celsius wären hierfür angebracht. Trocknen Sie Ihre Füße im Anschluss daran sorgfältig ab und achten Sie darauf, eine Ruhepause einzulegen, um Kreislaufbeschwerden durch den niedrigeren Blutdruck zu vermeiden. Ein warmes Fußbad eignet sich ebenfalls perfekt für die Behandlung von Schlafstörungen, allerdings auch für Erkältungen, Menstruationsbeschwerden, Nervosität und Verstopfungen.

- Es gibt zusätzlich noch die Möglichkeit eines ansteigenden Fußbads, bei dem Sie mit einer Temperatur von 33 Grad Celsius starten und diese im Minutentakt durch das Zugießen von heißem Wasser bis auf 41 Grad Celsius erhöhen. Das Bad sollte sich insgesamt nicht länger als 20 Minuten hinziehen und wie bei der warmen Variante gilt, die Füße nach Abschluss gut abtrocknen und unbedingt eine Ruhepause einlegen. Die Effekte sind denen des warmen Fußbads ähnlich, zusätzlich können jedoch auch Blasenentzündungen oder andere Infekte gelindert und Atemproblemen sowie Gelenkbeschwerden entgegengewirkt werden. Warme Fußbäder eignen sich nicht für Menschen mit Arteriosklerose, also dem zunehmenden Verschluss von Blutgefäßen, Bluthochdruck, weiteren Herzerkrankungen, Krampfadern, Venenentzündungen, Kreislaufbeschwerden und während einer Schwangerschaft.
- Durch verschiedene Zusätze in das Badewasser lässt sich das Wellness-Gefühl verstärken und weitere positive Wirkungsweisen können erzielt werden. So pflegen Meersalz, ätherische Öle wie Teebaumöl oder Essig in einem warmen Fußbad Ihre Füße und helfen gegen Hornhaut, Schuppen oder Rissen in der Haut. Bei stark riechenden Füßen hat sich Eichenrinde als wahres Wundermittel bewährt. Dieses können Sie in der Regel im Reformhaus kaufen. Die Rinde müsste für etwa 15 Minuten gekocht werden, damit Sie den rotbraunen Sud anschließend auf etwa 38 Grad Celsius abkühlen lassen und Ihre Füße darin baden können. Salbeiblätter sind eine Alternative. Wenn Sie die Symptome einer fiesen Erkältung lindern wollen, bietet es sich an, ein

paar Tropfen Fichtennadel- oder Eukalyptusöl für Ihr Fußbad zu benutzen.

- Um noch einmal genauer auf das eigentliche Thema einzugehen: Bei Schlafstörungen helfen die warmen Fußbäder am besten und sollten kurz vor dem Zubettgehen angewendet werden. Wenige Tropfen Lavendel- oder Thymianöl im Badewasser verstärken die beruhigende Wirkung.

Im Optimalfall gestalten Sie auf Grundlage all dieser Anregungen Ihre ganz persönliche Abendroutine. Wenn Sie die letzte Stunde des Tages bewusst dazu nutzen, Ihre Umgebung und sich selbst auf den Schlaf vorzubereiten, können Sie Ihrem Körper damit signalisieren, dass es nun Zeit für Ruhe und Entspannung ist! Probieren Sie Verschiedenes aus und bringen Sie je nach Tagesverfassung Abwechslung in Ihr Ritual, damit es nicht langweilig wird. So fällt Ihnen das Einschlafen schon bald leichter und Ihre Schlafqualität wird sich verbessern, sodass Sie am nächsten Tag fit und munter all Ihre Kräfte nutzen können.

## ACHTSAMKEIT - DIE KOSTBARKEIT DES AUGENBLICKS

In den Köpfen vieler Menschen schwirrt die Annahme, dass für ein erfülltes Leben härter gearbeitet, mehr erreicht, noch mehr besessen, viel erlebt und möglichst an alle Dinge gleichzeitig gedacht werden muss. Doch ist es möglich, dass es genau dieses Missverständnis ist, das uns unglücklich und ausgelaugt zurücklässt? Kann es sein, dass das Gegenteil der Fall ist und es viel zielführender ist, mal weniger zu denken, sich bewusst Pausen zu nehmen und auf die simplen Dinge zu besinnen, um Glück zu erreichen? Was, wenn wir durch das stetige Streben nach Mehr die kleinen Freuden des Lebens außer Acht lassen und jeder Tag letztendlich nur an uns vorbeizuziehen scheint? Werden wir überhaupt jemals irgendwo ankommen, wenn wir immer weiter durch das Leben eilen?

In diesem Zusammenhang fällt heutzutage immer häufiger das Stichwort Achtsamkeit. Aber was bedeutet das überhaupt? Handelt es sich dabei bloß um ein schickes Modewort, das so schnell wieder an Bedeutung verlieren wird, wie es sie anscheinend gewonnen hat? Tatsächlich ist das Konzept von Achtsamkeit schon uralt. Bekannt ist es auch unter dem englischen Begriff Mindfulness und stammt aus den über zweitausendfünfhundert Jahre alten Lehren des Buddhismus. Dennoch eignet es sich für jeden Menschen unabhängig von Alter, Geschlecht, Gesundheit und spiritueller beziehungsweise religiöser Orientierung. Man versteht unter Achtsamkeit einen Zustand des menschlichen Bewusstseins oder eine innere Haltung von vollständiger geistiger Präsenz. Währenddessen werden alle gegenwärtigen Erfahrungen urteilsfrei erlebt und akzeptiert.

Zu diesen Erfahrungen gehören alle erdenklichen äußeren Phänomene, wie Situationen, mit denen uns das Leben konfrontiert oder Menschen, die etwas von uns erwarten, aber auch jegliche inneren Regungen, wie körperliche Empfindungen, Gedanken, Emotionen, Sinneseindrücke, Erinnerungen, Phantasien und so weiter. Die Akzeptanz sollte nicht mit Gleichgültigkeit verwechselt werden. Es bedeutet eher völlig klar im Hier und Jetzt zu sein, ohne abzuschweifen und sich an einem der aufkommenden Phänomene aufzuhalten. Sie sollten einem nicht egal sein, aber anerkannt und zu möglichst vernünftigen und bewussten Entscheidungen verhelfen. Das bezweckt in den häufigsten Fällen eine völlig neue und bereichernde Qualität des Erlebens, denn für die Mehrheit ist Präsenz längst kein Normalzustand mehr. Vielmehr stellt es einen Ausnahmefall dar, den immer mehr Menschen nun wieder auf verschiedenen Wegen ganz gezielt anstreben.

Sie kennen es vielleicht auch. Eigentlich sind Sie damit beschäftigt, das Geschirr abzuwaschen oder sich die Haare zu kämmen. Mit den Gedanken sind Sie aber ganz woanders. Auf einmal spielen sich Erlebnisse der Vergangenheit wieder im Kopf ab und Sie grübeln noch immer darüber, wie Sie damals besser hätten reagieren können, obwohl das Ereignis schon Stunden, Tage, Wochen, Monate oder sogar Jahre zurückliegt. Genauso gut kann es sein, dass Sie sich bereits die weit entfernte Zukunft ausmalen und sich infolgedessen bereits um etwas sorgen, das Sie im aktuellen Moment sowieso nicht kontrollieren können. Oder angenommen, Sie bleiben mal präsent, ärgern sich dann aber wie wild über einen Knoten im Haar oder die schwer zu entfernenden Essensreste auf dem Teller. Wir haben uns eine Tendenz angeeignet, alles und jeden ständig zu bewerten. Aber dadurch laden wir unerwünschte Emotionen dazu ein, sich in unserem Inneren breit zu machen. Es kann gut sein, dass die negativen Gefühle dann nicht losgelassen werden und man das Gefühl hat, mal wieder einen total schlechten Tag zu haben, an dem alles schiefläuft. So tragen wir unnötigerweise eine mürrische Grundstimmung mit uns herum und verpassen die Chance, trotz kleiner Hürden im Alltag, eine schöne Zeit zu erleben.

Um beim Beispiel zu bleiben: Womöglich würden Sie die nächste Person, die Ihnen über den Weg läuft, grundlos anzicken, obwohl Sie in erster Linie doch nur in diese Verfassung geraten sind, weil Sie sich über eine unbedeutende Kleinigkeit geärgert haben. Sie klammern sich mental noch immer an diesem winzigen Störfaktor fest, der nun bereits in der Vergangenheit liegt und versäumen im aktuellen Moment die Möglichkeit, sich auf eine bereichernde Begegnung mit einem Ihrer Mitmenschen einzulassen. Ist das aus der Distanz betrachtet nicht ziemlich dumm? Oft ist jedoch genau dies das Problem: Wir betrachten die Situationen, die wir erleben nicht mit einer gewissen Neutralität und sind so in Gedanken und Gefühle verstrickt, dass wir das große Ganze nicht mehr erkennen können. Im schlimmsten Fall kann dies zu einem Burn-Out, zu Depressionen, Angstzuständen, Panikattacken und so weiter führen. Achtsamkeitstraining hingegen ermöglicht es uns, den kontinuierlichen Monolog, den wir gedanklich mit uns selbst führen sowie das Wechselspiel mit unserer

Umwelt, unseren Emotionen, Körperempfindungen und so weiter erst einmal zu beobachten, anstatt uns mit ihnen zu identifizieren. Dadurch wird ein Raum zwischen Reizen und Reaktionen geschaffen. Eine Art imaginärer Rückzugsort, an dem wir innehalten und vorerst wertfrei wahrnehmen, was in uns vorgeht. Bevor wir handeln, können wir unser inneres Gleichgewicht wiederherstellen und verschiedene Möglichkeiten abwägen. Dies bringt eine Vielfalt von Vorteilen, einen enormen Schutz für unsere Psyche und großes Potential der Selbstoptimierung in weiteren Lebensbereichen mit sich:

- Wir verstehen uns besser als Person, “wie wir ticken” und wie innere und äußere Abläufe zusammenhängen. Wir erkennen, welche Gedanken wir täglich haben und wie diese unser Handeln und unser Wohlbefinden beeinflussen.
- So erfahren wir zum Beispiel, was uns Angst macht, können uns jedoch von dieser abgrenzen, anstatt uns von ihr kontrollieren zu lassen. Das lässt sich auf jedes mögliche subjektive Empfinden übertragen. Oft werden wir von Gedanken oder Emotionen gesteuert. Durch Achtsamkeit können wir den Spieß umdrehen und selbstbestimmter zur Tat schreiten, um wieder Herr über uns selbst zu werden.
- Impulsives Verhalten kann eher vermieden und vernünftigere Entscheidungen können getroffen werden. So verletzen wir nicht mehr aus einem Affekt heraus unsere Mitmenschen, sabotieren uns jedoch auch weniger selbst, indem wir beispielsweise zu einem Stück Schokoladentorte oder unserem Handy greifen, obwohl wir eigentlich wissen, dass es kontraproduktiv für das Erreichen unserer Ziele ist. Diszipliniert zu bleiben wird uns also leichter fallen und wir laufen weniger Gefahr, unser Verhalten im Nachhinein zu bereuen.
- Wir erkennen Muster und Glaubenssätze, die sich in unseren Köpfen verankert haben und uns zuvor vielleicht ohne, dass wir uns darüber im Klaren gewesen sind, eingegrenzt haben. So haben Sie sich

möglicherweise die Überzeugung antrainiert, nach Feierabend erschöpft und für nichts mehr zu gebrauchen zu sein und machen es sich ganz routiniert auf der Couch bequem. Wenn Sie dies jedoch zu hinterfragen beginnen, können selbstgesteckte Grenzen erweitert und mehr Ressourcen, die in Ihnen schlummern, genutzt werden.

- Grübeleien und negative Gedankenspiralen, in die wir immer wieder automatisch verfallen, werden transparent und können durchbrochen werden.
- Wir merken, welche Gedanken uns nicht guttun, beispielsweise das ständige Vergleichen mit anderen Menschen und deren Erfolgen und können diesen die Macht über uns nehmen.
- Oft machen wir bestimmte Dinge nur, um die Erwartungen, die andere an uns haben, zu erfüllen. Durch Achtsamkeit können wir dies rechtzeitig einschätzen und bestimmt, aber freundlich, Grenzen setzen.
- Da wir uns selbst besser verstehen lernen, wird es automatisch leichter fallen, Empathie für andere aufzubringen. Das ist Grundvoraussetzung für ein positives Miteinander. Es lässt sich auf private Beziehungen übertragen, wie zum Beispiel ein intensiverer Austausch mit mehr Wertschätzung für den Partner, den man nach vielen gemeinsamen Jahren oft als selbstverständlich betrachtet. Genauso ist es aber auch im gesellschaftlichen und beruflichen Kontext von Relevanz. Das Verhältnis zwischen Lehrer und Schülern oder Führungskraft und Angestellten sind nur zwei Beispiele vieler erdenklicher Szenarien, in denen ein achtsameres Verhältnis zueinander von großem Vorteil für Arbeitsklima und -motivation wäre.
- Bereits durch kurze Achtsamkeitseinheiten kann Stress abgebaut werden, da die Sorgen ruhen gelassen und neue Kräfte geschöpft werden können.
- Dennoch werden Herausforderungen immer ein Teil des Lebens

bleiben. Durch die Akzeptanz dieser Tatsache stabilisieren wir unseren Geist jedoch. Ereignisse reißen uns dann mit zunehmender Übung nicht mehr völlig aus der Bahn, sodass sich Lebensfreude langfristig einstellen und auch in schwierigen Situationen beibehalten werden kann. Wir entwickeln dadurch eine höhere Stressresistenz und fühlen uns Herausforderungen besser gewachsen.

- Wir lernen Warnsignale, die unser Körper uns beispielsweise in Form von einer flacheren oder schnelleren Atmung, einem "Kloß im Hals", Muskelverkrampfungen, einem unguten Bauchgefühl und vielen weiteren Phänomenen sendet, schneller wahrzunehmen, wenn wir uns für sie sensibilisieren. Infolgedessen ist es uns möglich, uns belastenden Situationen rechtzeitig zu entziehen, um uns zu sammeln, bevor wir der Überforderung völlig ausgeliefert sind.
- Manchmal ignorieren wir Wahrheiten, die wir eigentlich wissen, aber aus welchen Gründen auch immer nicht wahrhaben wollen. Wenn wir achtsamer werden, können wir jedoch nicht mehr vor unseren eigenen Gedanken und Gefühlen flüchten und sie mit Musik, dem Fernseher oder Ähnlichem übertönen. Stattdessen erhalten wir die Möglichkeit, sie zu verarbeiten, Negatives zu etwas Positivem zu transformieren und im Endeffekt stärker aus dieser Erfahrung hervorzugehen.
- Wir bemerken außerdem wenn wir nicht wirklich bei der Sache, sondern mental irgendwo in der Vergangenheit oder Zukunft, sind. Vor allem bei Tätigkeiten, die wir seit Kindertagen täglich machen, sei es das Zähneputzen oder der Fußweg zur Bushaltestelle, schaltet unser Gehirn auf Autopilot. Wir kennen die Abläufe und müssen uns nicht auf die Durchführung konzentrieren. Allerdings erleben wir unser Leben dadurch gar nicht wirklich bewusst, was eigentlich passiert und wie wir uns dabei fühlen. Dann haben wir am Ende des Tages das Gefühl jeder Tag sei gleich, was ziemlich deprimierend sein kann. Wenn wir Achtsamkeit trainieren, erwacht unser Geist zunehmend und wir können unseren Alltag wieder mit allen Sinnen erleben. Das lässt sich

uns lebendiger fühlen und dankbarer für jeden noch so kleinen Augenblick, den wir erfahren dürfen, werden. Dinge, die nichtig und klein erscheinen, können auf einmal wieder wertgeschätzt und genossen werden.

- Darüber hinaus werden wir produktiver. Wir denken vielleicht, wir können während wir Tätigkeiten ausüben wie das Bügeln von Wäsche oder das Putzen der Zähne noch andere Dinge gleichzeitig machen. Eigentlich ist jedoch längst bewiesen, dass niemand Multitasking kann. Wenn man ständig zwischen verschiedenen Aufgaben hin und her schaltet, ist dies extrem energieraubend für das Gehirn und führt zu Überforderung und Stress. Außerdem schleichen sich mit höherer Wahrscheinlichkeit Fehler ein. Wenn wir uns stattdessen präsent einer Tätigkeit nach der anderen widmen, lassen sich einzelne Aufgaben mit voller Hingabe und Effizienz abarbeiten.
- Dadurch werden wir zudem organisierter. Auf einmal kann sich sehr gut daran erinnert werden, wo man den Autoschlüssel zwischengelagert hat. Im alltäglichen Automatismus legen wir solche Dinge gerne mal ganz unbewusst irgendwo ab.
- Der förderliche Aspekt hinsichtlich Produktivität wird zunehmend verstärkt, indem sich unsere Konzentrationsfähigkeit verbessert, weil wir uns darauf trainieren, unsere Aufmerksamkeit auf eine bestimmte Sache zu lenken.
- Zudem kann beispielsweise Prokrastination, also das krankhafte Aufschieben von Erledigungen, durchschaut werden. Durch den akzeptierenden Aspekt der Achtsamkeitspraxis können wir den Anteilen unseres Selbst wegen denen wir uns vielleicht oft schlechtmachen, neutraler begegnen und über sie hinauswachsen.
- Auch bei den, im vorherigen Kapitel erwähnten, Schlafstörungen werden Sie Besserung feststellen, da Sie neue Wege haben, um mit den wachhaltenden Gedanken besser umzugehen.

Die Liste könnte noch weiter fortgeführt werden. Vieles werden sie erst durch die eigene Erfahrung wirklich nachvollziehen können und mit Sicherheit viele weitere positiven Auswirkungen bemerken. Denn es reicht nicht, die Theorie einmal verstanden zu haben. Achtsamkeit muss geübt werden und auch, wenn das Prinzip auf den ersten Blick einfach erscheinen mag, sind anfängliche Schwierigkeiten völlig normal. Schließlich ist es über Jahre hinweg zur Normalität geworden, dass der Verstand ständig hin- und herspringt. Die Buddhisten verwenden aus diesem Grund auch gerne den Ausdruck "monkey mind", also "Affenverstand".

Sie werden überrascht sein, welch eine Herausforderung das Training darstellt und in wie vielen Situationen Sie ein Gefühl von Erwachen haben werden. Wichtig ist, dass Sie Geduld aufbringen und nicht aus Frustration aufgeben. Wenn Ihre Gedanken abschweifen sollten, scheitern Sie genau genommen überhaupt nicht. Der ständige Wechsel zwischen Fokus und Ablenkung ist gewollt und letztendlich der Mechanismus, der Ihnen den tiefen Einblick in Ihr Unterbewusstsein erlaubt. Alleine, dass Sie bemerken, wenn Ihre Gedanken sich in ferne Welten verirren, ist ein Erfolg! Stellen Sie dies einfach fest und kehren dann wieder zu Ihrer Praxis zurück.

Lassen Sie sich nicht von Ihren Gedanken einreden, dass Sie mit den Übungen bloß Zeit verschwenden. Führen Sie sich die Liste der vielen Vorteile dann wieder vor Augen. Behalten Sie im Hinterkopf, dass Sie gerade eigentlich auf so viel mehr Leistungsvermögen in den verschiedensten Formen hinarbeiten, auch, wenn es sich so anfühlen mag, als würden Sie Nichts tun. Es ist außerdem keine Seltenheit, dass zu Beginn erst negative Auswirkungen wahrgenommen werden. Das hängt damit zusammen, dass sich Gedanken und Gefühlen gestellt wird, die lange Zeit tief in der Psyche vergraben worden sind und nun wieder an die Oberfläche kommen. Erinnern Sie sich dann an das Potential, persönlich daran wachsen zu können. Für Menschen mit schweren mentalen Erkrankungen wie

Posttraumatischen Belastungsstörungen, starken Depressionen und Angststörungen kann dies jedoch besonders schwierig sein. Dann ist es empfehlenswert, Achtsamkeit in einem professionellen Rahmen zu erlernen. Einen solchen gibt es tatsächlich! Denn auch die Wissenschaft belegt die vielen Vorteile in mehreren Studien und Datenerhebungen. Zwar wurde Mindfulness lange als esoterisch abgestempelt. Mittlerweile gibt es jedoch etliche Forschungsergebnisse die zeigen, dass das Training im therapeutischen Zusammenhang bei Schmerzleiden, Depressionen, Immunschwäche, Borderline-Persönlichkeitsstörungen, Bluthochdruck, abnormen Blutzuckerwerten und vielen weiteren Erkrankungen helfen kann. Nature Neuroscience Reviews hat 2015 außerdem in MRT-Aufnahmen des Hirns feststellen können, dass das Hirnareal, welches für Aufmerksamkeit, Regulation von Emotionen, Gedächtnis und Körperwahrnehmung zuständig ist, dank regelmäßiger Achtsamkeitspraxis wächst.

Im Medizinischen und Psychiatrischen Bereich besonders vertreten ist das achtwöchige Programm, das sich "Mindfulness-Based Stress Reduction" oder kurz "MBSR" und zu Deutsch "Stressbewältigung durch Achtsamkeit" nennt. Entwickelt wurde es 1979 an der Universität in Massachusetts von dem amerikanischen Medizinprofessor Jon Kabat-Zinn. Er erkannte den zeitlosen Mehrwert der buddhistischen Psychologie und machte es sich zur Aufgabe, diese in den westlichen Kulturen zu verbreiten. Er ist außerdem der Begründer des Zentrums für Achtsamkeit in Medizin, Gesundheitsfürsorge und Gesellschaft. MBSR setzt in erster Linie auf Meditation im Sitzen, beim Gehen und Essen, Elemente der Yoga-Praxis mit Betonung auf den Atem und Body-Scans. Bei Letzterem handelt es sich um ein langsames und systematisches Wahrnehmen aller Körperteile, ohne zu bewerten. Es kann im Sitzen, am besten aber im Liegen durchgeführt werden. Zeitlich umfasst ein Body-Scan etwa 20 bis 30 Minuten. Sie würden Ihre Aufmerksamkeit ganz langsam vom Fuß einer Seite hinaufwandern lassen. Spüren Sie dabei auch Ihre Zehen, den Spann, die Ferse, den Knöchel und das Knie. Wo liegt der Körper auf? Halten Sie an gewissen Stellen noch Anspannung? Dann lassen Sie dieses Körperteil bewusst schwerer werden und entspannen Sie die Muskulatur. Haben Sie Schmerzen? Sind die einzelnen Stellen kalt oder warm? Wiederholen Sie den Vorgang auf der anderen Seite. Anschließend nehmen Sie Ihre Hüften und das Gesäß in den Fokus. Es folgen Bauch, Rücken, Brust und dann Schultern und Arme. Gehen Sie, dort angelangt, wieder Seite für Seite und ohne Eile die einzelnen Abschnitte mental durch bis Sie an den Fingerspitzen ankommen. Konzentrieren Sie sich zum Schluss noch ganz bewusst auf den Nacken, Kopf und Ihre Gesichtszüge. Schließlich verweilen Sie noch einige Momente in diesem Zustand vollständiger Entspannung und Verbundenheit zu sich selbst. Keine Sorge: Auf die anderen beiden Komponenten, Meditation und Yoga, wird noch ganz im Detail eingegangen.

Darüber hinaus wird großen Wert auf die Integration in den Alltag gelegt, um Achtsamkeit langfristig im täglichen Leben anzuwenden. In Deutschland gibt es mittlerweile acht Ausbildungsinstitute und etwa 1000 Achtsamkeitslehrer. Das Programm wird von den Krankenkassen als Therapieverfahren anerkannt, da es so tief gehend wissenschaftlich evaluiert worden ist. Teilweise zahlen sie sogar Zuschüsse von etwa 75 Euro für die Kursgebühren. Diese betragen allerdings in der Regel zwischen 350 und 400 Euro. Trotzdem kann es sich lohnen, bei Ihrer Krankenkasse nachzufragen, ob es Angebote bezüglich Achtsamkeitskursen gibt. Mehrere große Unternehmen beginnen sogar, es ihren Angestellten zu ermöglichen. Psychiater und Psychotherapeuten sind der Meinung, dass Achtsamkeit auch außerhalb von Einrichtungen, wie den MBSR-orientierten, selbstständig zu Hause erlernt werden kann.

### Den Blick nach innen richten mit Meditation

Bezüglich der Differenzierung zwischen Achtsamkeit und Meditation herrscht zu Recht Verwirrung. Die Grenzen sind fließend und viele der

Achtsamkeitsübungen für den Alltag werden auch gerne als "Mini-Meditationen" betitelt. Dabei ist Meditation tatsächlich so etwas wie die Königsdisziplin von Achtsamkeit. Leider haben viele noch immer ein falsches Bild im Kopf, wenn die Rede von Meditation ist. Ursprünglich wurde aus religiösen und spirituellen Zwecken meditiert. Die Praxis ist bereits Jahrtausende alt und stammt aus dem fernen Osten. Doch auch immer mehr Menschen in den modernen Industriestaaten des Westens, die vielleicht weder einen spirituellen noch einen religiösen Hintergrund haben, finden Zugang zum Meditieren und können davon profitieren.

Die weit verbreitete Vorstellung, man müsse im Gewand eines Mönches die ultimative Erleuchtung erreichen und mit der Seele seinen Körper verlassen, um es richtig zu machen, ist längst überholt und völlig realitätsfern. Sie werden überrascht von der Vielfalt unterschiedlicher Meditationsübungen sein. Es geht bei der Meditation vorrangig um das Bündeln der Aufmerksamkeit, um den Geist zu beruhigen. Beim Meditieren wird gezielt der intuitive Verstand stimuliert. Dieser ist für Lebensfreude, Kreativität, innere Ruhe, Empathie und ein Gefühl von Zusammengehörigkeit verantwortlich. Leider kommt dieser Teil unseres Verstandes in der heutigen Gesellschaft viel zu kurz. Stattdessen widmen wir uns den Großteil der Zeit dem Gegenspieler, dem analytischen Verstand.

Dieser ist für das Lösen von Problemen, Gedanken an Vergangenheit und Zukunft und Lebensplanung zuständig. Verstehen Sie es nicht falsch: Der analytische Teil ist ebenfalls ein wertvolles Werkzeug. Doch wenn Sie noch einmal lesen, was der intuitive Teil für uns bereithält, können Sie sich vorstellen was passiert, wenn dieser zu sehr vernachlässigt wird: Es wird einem zunehmend an Sinnlichkeit und Spaß am Leben mangeln. Durch Meditation können Sie genau dem vorbeugen.

Während des Meditierens nehmen Sie eine innere Beobachterrolle ein. Ihr eigener Atem ist dabei der Anker, an dem Sie Ihre Aufmerksamkeit immer wieder festmachen können, wenn Sie abdriften. Das Schöne ist, dass Meditieren so effektiv, aber gleichzeitig vollkommen kostenfrei ist und von jedem, überall und zu jeder Zeit geübt werden kann. Um eine Routine zu entwickeln, bietet es sich an, einen Zeitpunkt festzulegen. Direkt nach dem Aufstehen oder vor dem Schlafgehen zu meditieren, hat sich als besonders vorteilhaft erwiesen, da Sie so schon sortiert und energetisch in den Tag starten können oder diesen eben sorglos und zufrieden hinter sich lassen dürfen. Schon fünf Minuten Meditation sind wirkungsvoll. Laut Experten ist Regelmäßigkeit viel wichtiger als die Dauer der einzelnen Sitzungen.

Demnach fangen Sie, wenn Sie noch nicht mit Meditation vertraut sind, lieber mit wenigen Minuten an, steigern die Länge dann schrittweise und nehmen sich dafür aber wirklich jeden Tag die Zeit. Es ist für das Entwickeln einer Routine sinnvoll, sich einen festen Ort zu suchen oder einzurichten, an dem meditiert wird. Dieser Ort sollte sauber sein, sodass Sie sich wohlfühlen und möglichst wenig äußeren Störfaktoren ausgesetzt sind. So können zum Beispiel Geräuschkulissen oder unangenehme Temperaturen unnötige Hindernisse darstellen. Stellen Sie daher auch sicher, dass die Töne Ihres Handys oder andere Personen Sie nicht unterbrechen werden, damit Sie sich Ihrer Praxis vollkommen hingeben können. Falls Sie den Lärm in Ihrer Umgebung nicht kontrollieren können, besteht die Möglichkeit, diesen mit Naturklängen wie Meeresrauschen oder prasselnden Regentropfen digital zu übertönen sowie beruhigende Meditationsmusik im Hintergrund abzuspielen.

Es kann eine bestimmte Ecke in Ihrer Wohnung sein, die Sie vielleicht sogar entsprechend mit Kissen, Kerzen oder Statuen und Räucherstäbchen dekorieren. Wenn Sie sich schon die Mühe gemacht haben und jeden Tag an der einladenden Oase vorbeigehen, ist es wahrscheinlicher, dass Sie das tägliche Meditieren durchziehen. Ein idyllischer Platz in Ihrem Garten beziehungsweise in der Natur eignet sich ebenfalls. Wenn Sie auf dem Boden sitzend meditieren möchten, dieser jedoch kalt ist, sollten Sie Unterlagen wie eine Sitz- oder Yogamatte, einen Teppich oder eine dünne Decke bereithalten. Um mit der eigentlichen Meditation zu beginnen, stellen Sie sich einen Timer, der Ihnen das Ende Ihrer Meditation nach Ablauf der gewünschten Zeit signalisieren wird. Am besten wählen Sie dafür einen sanften Weckton. Wenn die Vorbereitungen getroffen sind, nehmen Sie eine bequeme und aufrechte Sitzhaltung ein. Das muss nicht in der typischen Lotushaltung des Buddhas sein. Auch ein Fersen- oder Schneidersitz sind vollkommen in Ordnung.

Durch ein Meditationskissen unter dem Gesäß werden die Hüften angehoben, was das Zusammenfallen der Wirbelsäule verhindern kann. Hierfür können Sie alternativ ein ganz normales Kissen, eine zusammengerollte Decke oder ein zusammengerolltes Handtuch verwenden. Es kann übrigens auch auf dem Stuhl sitzend, sich gegen eine Wand lehnend oder im Liegen meditiert werden. Die Hauptsache ist, dass Ihr Rücken gerade ist und Sie sich wohlfühlen. Nehmen Sie eine würdevolle Haltung ein, ohne zu verkrampfen. Lassen Sie Ihre Schultern nach unten hängen, legen Sie Ihre Hände locker auf den Knien oder in Ihrem Schoß ab und entspannen Sie sämtliche Muskeln, die Sie für die aufrechte Haltung nicht brauchen.

Dazu gehören auch Ihre Gesichtsmuskeln. Achten Sie darauf, Ihre Augenbrauen nicht zusammenzuziehen oder den Kiefer anzuspannen. Nehmen Sie dann zunächst tiefe Atemzüge, ein durch die Nase und aus durch den Mund, um im Moment anzukommen. Wenn Sie sich bereit fühlen, schließen Sie sanft Ihre Augen und den Mund, ohne Ihre Lider oder Lippen zusammenzupressen. Ihr mentaler Fokus liegt von nun an auf der Atmung. Versuchen Sie, diese nicht zu kontrollieren, sondern völlig natürlich fließen zu lassen. Konzentrieren Sie sich auf das Heben und Senken Ihrer Bauchdecke und verfolgen Sie den Luftstrom wie er durch die Nasenlöcher ein- und ausströmt, wie er Ihre Lungen mit Volumen füllt und bis in welche Körperstellen Sie Ihn spüren können. Jedes Mal, wenn Ihre Gedanken abschweifen und Sie den Fokus verlieren sollten, verurteilen Sie sich nicht dafür und kehren Sie zurück zu Ihrer Atmung. Genau wie beim Achtsamkeitstraining ist dieses Wechselspiel gewollt. Bewerten Sie die Art von Gedanken und Emotionen, die Sie einholen oder welche Bilder sonst möglicherweise auftauchen, ebenfalls nicht. In diesem Zustand darf alles sein, Sie können nichts "Falsches" denken oder fühlen.

Nehmen Sie die Ereignisse Ihrer Innenwelt stattdessen einfach nur wahr und lassen Sie sie anschließend wieder los. Reißen Sie, wenn das abschließende Signal ertönt, nicht die Augen schlagartig auf und spurten sofort zurück in Ihr Alltagsgeschehen. Die meditative Geisteshaltung sollte beibehalten und mit in die folgenden Handlungen genommen werden. So ist es ratsam, den Weckton auszuschalten, die Augen jedoch vorerst noch geschlossen zu halten und ein paar bewusste Atemzüge zu nehmen, um wieder zurückzukehren in den Moment. Öffnen Sie dann langsam Ihre Augen, sobald Sie das Gefühl haben, bereit zu sein Ihre Sitzung abzuschließen. Optimalerweise sollten Sie noch eine Minute sitzen bleiben und in diesem Zustand verweilen. Es kann sein, dass Ihre Füße oder Beine eingeschlafen und taub sind. Lockern Sie daher Ihren Sitz und seien Sie vorsichtig beim Aufrichten. Dieses Vorgehen ist sozusagen die reinste Form der Meditation, in völliger Stille und die Aufmerksamkeit auf die eigene Atmung gerichtet. Im Buddhismus wird sie Vipassana-Meditation genannt und fällt unter die Kategorie der passiven Meditationen, welche für Einsteiger meist einfacher umzusetzen sind. Vipassana lässt sich mit "Einsicht" übersetzen.

Anstatt sich auf den Atem zu konzentrieren, können ebenfalls bestimmte körperliche Empfindungen wie Schmerz oder Wärme, Emotionen wie Angst oder Einsamkeit, Geräusche, Gerüche und viele weitere Objekte in den Fokus genommen werden. So ist es beispielsweise auch üblich in die Flamme einer Kerze zu schauen oder sich einen Gegenstand vor dem inneren Auge vorzustellen. Es besteht sogar die Möglichkeit, in Gedanken immer wieder ein komplett bedeutungsloses Wort wie "Tupperbox" oder "Wasserhahn" zu wiederholen. Das Prinzip ist das gleiche: Sobald Sie sich von dem ausgewählten Anker entfernen, kehren Sie mit dem Fokus wertfrei wieder zurück.

Eine weitere Alternative bieten Mantra-Meditationen. Der Begriff “Mantra” stammt aus dem Sanskrit und beschreibt Sprüche, Lieder oder auch Hymnen. Im ursprünglichsten Sinne versteht man darunter aber eine heilige Silbe, ein heiliges Wort oder einen kraftvollen Vers. Sowohl in den Traditionen des Yogas, Hinduismus und Buddhismus wurden Mantras zur Mobilisierung spiritueller Kräfte und dem Manifestieren von Wünschen in der physischen Welt genutzt. Dazu werden die Verse mehrmals hintereinander laut aufgesagt oder gesungen. Sie können jedoch auch geflüstert oder stumm im Geiste wiederholt werden. Dafür sollten Sie die zuvor ausführlich beschriebene Meditationshaltung entspannt einnehmen und sich dann voll und ganz auf Ihr ausgewähltes Mantra konzentrieren. Auch, wenn sie keinen religiösen Hintergrund haben, eignen sich bekannte Verse aus den fernöstlichen Kulturen sehr gut. Ein weit verbreitetes Beispiel ist “Om”, das genau genommen aus den drei Lauten A-U-M besteht. Symbolisch steht es für die kollektive Seele der Welt, da angenommen wird, dass aus den Vibrationen des Klangs das gesamte Universum entstanden ist. Einen weniger göttlichen Bezug hat das Mantra “So Ham”, was so viel bedeutet wie “Ich bin (das)”.

Die beiden Worte lassen sich perfekt mit der Ein- und Ausatmung verknüpfen und haben eine entspannende Wirkung. Es hilft zu verinnerlichen, dass Sie ganz genauso wie Sie in dem aktuellen Moment sind, bereits vollkommen sind. Eine ähnliche Bedeutung steckt in “Aham Prema”. Es lässt sich mit “Ich bin Liebe” übersetzen. Wer es doch etwas spiritueller mag, kann das Mantra “Om Namah Shivaya” also “Ich verbeuge mich vor Shiva” aufsagen. In diesem Kontext wird unter Shiva weniger die externe Gottheit des Hinduismus, sondern viel eher die eigene innere Weisheit und Göttlichkeit verstanden, die jeder in sich trägt. Wenn es Ihnen leichter fällt, die deutschen Übersetzungen zu verwenden, funktioniert es auch hervorragend. Vielleicht werden Sie auch kreativ und überlegen sich ein eigenes Mantra, das in Ihnen Wohlbefinden hervorruft.

Sehr ähnlich der Mantra-Meditation sind Affirmationen. Dabei handelt es sich um simple, positiv formulierte Sätze, die genauso wiederholend in Stille oder laut ausgesprochen werden. Die Idee dahinter ist, dass das Unterbewusstsein neue Informationen erhält und so Blockaden und festgefahrene Gedankenmuster transformiert werden können. Oft haben sich sogenannte Glaubenssätze aus unserer Kindheit in den Tiefen unseres Unterbewussten verankert und bestimmen bis heute unser Denken, Handeln und Fühlen. Wenn Sie beispielsweise als Kind oft gesagt bekommen haben, dass Sie trödelig oder tollpatschig sind, spielen sich Überzeugungen, wie "Ich bin immer so ein Tollpatsch", immer wieder in Ihrem Kopf ab.

Durch Meditation und die Beobachtung Ihrer Gedanken können diese Muster erkannt werden. Mithilfe von Affirmationen können Sie umstrukturiert werden. Es ist ein wirkungsvolles psychologisches Werkzeug, das ebenfalls keine weiteren Hilfsmittel braucht und ohne großen Aufwand praktiziert werden kann. Lassen Sie sich im Internet von Affirmationen inspirieren und formulieren Sie dann, je nachdem welches Thema Sie beschäftigt, einen oder wenige Glaubenssätze, mit denen Sie sich täglich selbst Mut zusprechen können. Wichtig ist, dass Sie nicht negativ formuliert werden. Statt "Ich habe keine Angst" würden Sie beispielsweise "Ich bin frei von Angst" oder "Ich bin ohne Angst" sagen. So würde sich auch "Ich zweifle nicht an meinen Fähigkeiten" besser durch "Meine Fähigkeiten sind grenzenlos" ersetzen lassen. Darüber hinaus sollten Sie sich während der Meditation mithilfe Ihrer Affirmationen bildlich vorstellen, wie sich Ihr Wunsch verwirklicht. Sprechen Sie es mit einer solchen Überzeugung aus als sei der Zustand bereits Realität. „Ich entfalte meine Kreativität" wäre zum Beispiel besser geeignet als "Ich möchte mich öfters kreativ ausdrücken."

Die Macht, die in dieser einfachen Umprogrammierung des Unterbewusstseins liegt, wird viel zu sehr unterschätzt. Ein vergleichbares Phänomen lässt sich bei dem Konzept von Visualisierungen beobachten, welche sich ebenfalls ausgezeichnet mit dem Meditieren kombinieren lassen. Dabei würden Sie sich für ein paar Minuten auf die Vorstellung konzentrieren, eine Tätigkeit in der Zukunft perfekt durchzuführen. Zur Überprüfung der Wirksamkeit dieser Methode wurde 1992 eine interessante Studie von Anne Isaac durchgeführt. Sportler, die vor dem Ausüben einer Sportart sich fünf Minuten lang in Gedanken ausmalten, wie Sie dabei Erfolg haben würden, wurden mit einer Kontrollgruppe verglichen, welche sich ausschließlich auf körperliches Training beschränkte. Und tatsächlich: Diejenigen, die sich mithilfe von Visualisierung mentale Stärke aufgebaut hatten, haben letztendlich eine bessere Leistung vollbracht. Diesen Effekt können auch Sie zu Ihrem Vorteil nutzen. Sie könnten sich beispielsweise vorstellen, wie Sie gesunde Mahlzeiten zubereiten, diszipliniert Sport treiben oder ohne Angst und Nervosität in eine Prüfungssituation gehen.

Vielleicht haben Sie den Gedanken beim Lesen der letzten Meditations-Varianten schon selbst gehabt. Sie haben ein wenig den Charakter eines Gebets und genau genommen ist das Beten auch eine Art des Meditierens. Die Konzentration wird gebündelt, man findet Zeit zu reflektieren und seine Prioritäten zu sortieren. Es lässt sich darüber streiten, ob diese Abwandlungen nun aktive oder passive Meditationen sind.

Eindeutiger ist es im Hinblick auf die sogenannte Mandala-Meditation. Dies ist eine äußerst aktive Meditationstechnik, die Abwechslung bietet und außerdem viel Energie freisetzen kann. Mit einer Gesamtdauer von einer Stunde nimmt sie allerdings auch etwas mehr Zeit in Anspruch. Die Mandala-Meditation besteht aus vier Phasen. In der ersten würden Sie 15 Minuten lang mit offenen Augen auf der Stelle rennen. Das Tempo sollte dabei zunehmend angehoben werden und der Atem tief und gleichmäßig sein. Phase zwei wird für weitere 15 Minuten und im Sitzen durchgeführt. Die Augen würden Sie dabei nun schließen, den Mund offen und locker halten und dann mit dem Oberkörper Kreise ziehen. Halten Sie den Fokus dabei stets auf den Fluss Ihrer Bewegungen. Im Anschluss folgen 15 Minuten im Liegen, während denen Sie die Augen wieder öffnen und im Uhrzeigersinn kreisen lassen, ohne dabei den Kopf zu bewegen. Achten Sie auch hier darauf, dass Ihr Atem gleichmäßig und Ihr Kiefer entspannt bleibt. Schließlich wird noch 15 Minuten in Stille meditiert. Der Gedanke, dass der Ausübende ein Mandala seiner eigenen Energie malt, verleiht dieser Technik ihren Namen.

Wie Sie sehen ist das Angebot unerschöpflich und so vielseitig, dass für jeden etwas dabei sein sollte. Vergessen Sie nicht, dass Experimentieren ein großer Teil von Biohacking ist und es dauern kann, bis Sie die passende Methode für sich finden. Bei Bedarf können Sie ruhig wieder dokumentieren, indem Sie festhalten, wann Sie für wie lange welche Art von Meditation durchgeführt haben und welche Auswirkungen Sie dadurch feststellen konnten.

Für alle genannten Methoden lassen sich kostenlose Anleitungen im Internet auf Plattformen wie YouTube finden. Geführte Meditationen sind eine tolle Einstiegshilfe, da Sie in Echtzeit angeleitet werden und sich nicht darum sorgen müssen, etwas falsch zu machen. Außerdem können Sie wirklich für jede erdenkliche Situation passende Meditationen wählen, die ganz gezielt auf ein bestimmtes Problem oder Vorhaben spezialisiert sind. Es gibt geführte Meditationen zum Einschlafen, für mehr Produktivität, um Kreativität blühen zu lassen, in den Tag zu starten, Ängste zu lösen, Menschen oder sich selbst zu vergeben und so weiter. Wie es bei jedem Trend der Fall ist, werden natürlich auch fleißig Ratgeber geschrieben und Applikationen veröffentlicht, die neue Denkanstöße liefern und beim Erlernen der Praxis helfen können. Headspace ist eine der beliebtesten Apps, jedoch sind die jeweils zehnminütigen Meditationen auf Englisch. Sie protokolliert Ihre Fortschritte und neben der freien Version, die sich auf die praktische Vermittlung von den Grundlagen bezieht, gibt es Monats- und Jahresabos. Ersteres erfordert eine Gebühr von 12,99 Euro monatlich, während Sie bei dem jährlichen Abonnement ca. acht Euro im Monat bezahlen würden.

Die Vollversion enthält Kurse für spezifische Situationen, unter anderem SOS-Meditationen für akute Vorkommnisse wie eine Panikattacke. Eine deutsche Alternative ist 7Mind. Über sieben Tage hinweg vermittelt diese die Basics der Meditation in jeweils siebenminütigen Übungen. Neben den doppelten Klangschalen-Gongs zu Beginn und am Ende der Sitzung lassen sich einzelne Gongs in einem beliebigen Intervall einstellen, die zwischendrin an den Fokus erinnern sollen. Die vielen verschiedenen Kurse können einzeln erworben werden. Auch hier gibt es die Möglichkeit eines Jahresabos für 4,99 Euro im Monat oder einer einmaligen Gebühr von 149 Euro.

Darüber hinaus haben sich in den meisten Städten Meditationszentren und -vereine etabliert, die häufig sogar umsonst, oder auf Spendenbasis, Gruppenmeditationen anbieten. Auch an manchen Universitäten und Schulen lassen sich solche Kurse finden. Wer das volle Programm bevorzugt, kann sich nach einer buddhistischen Einrichtung umschauen, die über mehrere Tage oder sogar Wochen hinweg, tieferes Wissen über Meditation lehrt. Sie akzeptieren in der Regel alle Glaubensrichtungen und basieren ebenfalls auf Spendenbasis. Oft herrschen hier jedoch strenge Regeln wie frühmorgendliches Erwachen, Handyverbot und nicht selten sogar absolute Schweigepflicht, um zu gewährleisten, dass sich vollständig auf die Erfahrung eingelassen und der größtmögliche Nutzen aus ihr gezogen werden kann. Es handelt sich dabei meist um zehntägige Kurse. Das Vipassana Meditation Centre in Triebel in Sachsen ist eine der wenigen Einrichtungen, die diese in Deutschland anbieten.

### Weitere Achtsamkeitsübungen für den Alltag

Keine Frage, Meditation ist ein unglaublich wertvolles Werkzeug. Doch es ist wichtig zu verstehen, dass es mit einer einmaligen Sitzung nicht getan und die Regelmäßigkeit der Übung unumgänglich ist. Selbst nach einem zehntägigen Vipassana-Retreat in einer buddhistischen Einrichtung werden Sie nicht die Erleuchtung erreichen, die es Ihnen erlaubt, von dem Zeitpunkt an beschwerdefrei durch den Rest Ihres Lebens zu gehen. Der wahre Schlüssel zum Erfolg ist die Integration der Erkenntnisse. Dabei können gezielte Achtsamkeitsübungen, also quasi aktive Meditation im Alltag, helfen. Zwar gelten Ausreden, wie "Ich habe aber einfach keine Zeit dafür", auch bezüglich der Meditation eigentlich nicht, da bereits wenige Minuten ausreichen. Doch vor den folgenden Einheiten kann sich wirklich niemand mehr drücken. Sie werden während der Tätigkeiten durchgeführt, die Sie sowieso jeden Tag tun und können ganz einfach über den Tag verteilt werden. Der entscheidende Unterschied ist, dass Sie dabei normalerweise auf Autopilot schalten würden. Stattdessen sollten Sie sich beim Achtsamkeitstraining immer an den Leitfragen "Was passiert gerade?", "Was nehme ich über alle meine Sinne wahr?" und "Wie fühle ich mich dabei?" beziehungsweise "Was löst das in mir aus?" orientieren.

- Sie könnten zum Beispiel damit anfangen, sich zweimal am Tag achtsam die Zähne zu putzen. Wie schmeckt die Zahnpasta? Wie fühlt sich der Schaum im Mund und die Borsten auf den Zähnen an? Können Sie den Geruch wahrnehmen? Was hören Sie?
- Auch unter der Dusche lässt sich Achtsamkeit unglaublich gut trainieren, anstatt über die To-do-Liste für den Tag, Selbstzweifel oder all die anderen Dinge, die Ihre Gedanken dominieren, nachzudenken. Wie fühlt sich das Wasser auf der Haut an? Verändern sich Ihre Körperreaktionen mit den Temperaturschwankungen? Was empfinden

Sie dabei emotional?

- Wenn Sie einen durchgeplanten und stressigen Tag haben, macht es einen großen Unterschied, sich zwischen den Abschnitten bloß eine Minute Zeit zu nehmen, um das Gedankenkarussell temporär zu unterbrechen und einfach nur zu spüren wie Ihr Atem fließt.
- Im Buddhismus wird Meditation nicht nur im Sitzen und Liegen, sondern auch im Gehen trainiert. Dies können Sie jederzeit, beispielsweise auf dem Weg zur Arbeit oder zur U-Bahn-Station, ebenfalls tun. Dadurch verschaffen Sie sich selbst, ohne Zeit zu verlieren, eine erholsame Verschnaufpause. Wann berühren Ihre Füße den Boden? Wie rollen Sie Ihren Fußballen ab? Welche Muskeln spannen sich dabei an? In welchem Tempo laufen Sie?
- Natürlich können Sie sich auch ganz bewusst Zeit für einen Spaziergang nehmen. Es ist wirklich schade wie wenig Zeit Menschen mittlerweile draußen verbringen und wie unverbunden sich die meisten mit der Natur fühlen. Dadurch wird vergessen, dass wir zu Gast auf diesem Planeten sind und ihn mit Respekt behandeln sollten. Wir verdrängen das Wunder, dass Leben auf dieser Erde überhaupt möglich ist. Und das nur dank Bäumen, die uns mit Sauerstoff versorgen und der Sonne, die uns jeden Tag aufs Neue Licht und Wärme schenkt. Ein bewusst erlebter Ausflug in den Wald oder andere schöne Orte in der Natur können einem dies wieder vor Augen führen. Nebenbei atmen Sie noch frische Luft und tanken etwas Vitamin D. Aus all diesen Gründen werden sogar immer mehr "Eco-Therapien" zur Heilung verschiedener Leiden angewendet. Sie können die Geh-Meditation damit kombinieren, zwischendurch innezuhalten und Ihre Umwelt mit allen Sinnen zu erleben. Spüren Sie den Wind? Riechen Sie die Blumen? Welche Farben können Sie sehen? Hören Sie die Vögel zwitschern? Wie fühlt sich das Wetter auf Ihrer Haut an? Intensiver wird das Erlebnis, wenn Sie sich vorstellen, einen Ihrer Sinne oder die Fähigkeit zu gehen, morgen zu verlieren. Würden Sie, wenn Sie schon bald blind

wären, wirklich so ignorant durch die Welt hetzen? Eine weitere wundervolle Erfahrung kann sich dadurch ergeben, sich ganz aufmerksam einen Sonnenaufgang oder -untergang anzuschauen.

- Anstatt im Zug oder Bus auf den Bildschirm Ihres Smartphones zu starren, entscheiden Sie sich doch einfach spontan mal dazu, die Fahrt achtsam zu erleben. Schauen Sie aus dem Fenster oder beobachten Sie die Leute, die Sie umgeben. Vielleicht erhaschen Sie dabei ein freundliches Lächeln, das eine kleine Freude im öden Alltagstrott bietet oder es entsteht womöglich sogar ein interessantes Gespräch mit einer fremden Person.
- Wenn wir schon beim Thema Handy sind: Zwar sind die kleinen Geräte, ohne die unser Alltag inzwischen unvorstellbar scheint, Achtsamkeitskiller Nummer eins! Dazu im nächsten Kapitel mehr. Sie können es sich allerdings auch zu Nutze machen und Töne oder Nachrichten einstellen, die Sie zum Beispiel dreimal am Tag an Achtsamkeit erinnern. Unabhängig von der Situation, in der Sie gerade stecken, können Sie sich immer dazu entscheiden, den Moment achtsam zu erleben.
- Es muss nicht zwingend das Smartphone sein, das Sie daran erinnert. Sinn macht es auch, sich Menschen in Ihrem sozialen Umfeld zu suchen, die sich ebenfalls für Achtsamkeit begeistern können oder sich darin trainieren wollen, sodass Sie sich immer wieder gegenseitig darauf hinweisen können.
- Im Allgemeinen bieten soziale Interaktionen ein unglaublich interessantes Feld, um Achtsamkeit praktisch umzusetzen. So können Sie beispielsweise nach dem Feierabend, wenn Sie nach Hause kommen, mal versuchen, Ihren Partner oder Ihre Partnerin achtsam zu begrüßen. Selbst dies wird nach einiger Zeit oft zu einem automatisierten Vorgang und es kommt nicht mehr als ein flüchtiger Kuss oder ein erschöpft gemurmeltes "Hallo" dabei herum. Nehmen Sie Ihren Liebsten beziehungsweise Ihre Liebste stattdessen das nächste Mal fest in den

Arm. Spüren Sie die Wärme, atmen Sie den Duft ein, nehmen Sie die Berührungen wahr, schauen Sie sich tief in die Augen, küssen Sie sich vielleicht innig und erkundigen sich ganz ernst gemeint mit voller Aufmerksamkeit nach dem Tag des anderen.

- Nehmen wir das Ausräumen des Geschirrspülers als abschließendes Beispiel. Bewegen Sie sich langsamer und bewusster als sonst, um wirklich bei der Sache zu bleiben, die Sie in dem aktuellen Moment tun. Es kann bei Tätigkeiten wie diesen dabei helfen, konzentriert zu bleiben, wenn Sie im Kopf oder sogar laut kommentieren was Sie gerade tun. Wenn Ihnen mal etwas herunterfallen oder ein anderes Missgeschick unterlaufen sollte, verlieren Sie nicht die Fassung. Erinnern Sie sich daran, dass jeder Moment sich entfalten darf wie es nun mal geschieht. Ob dies angenehm oder unangenehm ist. Neben Präsenz ist auch die Akzeptanz gleichwertiger Anteil der Achtsamkeitspraxis. So würden Sie in diesem Fall einfach sagen "Jetzt ist mir die Gabel heruntergefallen" und ungestört weitermachen mit "Ich bücke mich und greife nach ihr, um sie wieder aufzuheben." Sich das ständige Bewerten abzutrainieren, ist eine der größten Herausforderungen für viele. Jedoch lohnt sich das Abtrainieren, im Hinblick auf die dadurch entstehende Stressresistenz, allemal. Irgendwann ist dann auch eine zusätzliche Akte auf dem Schreibtisch nur ein Ereignis, das man hinnimmt, ohne sich unnötig über den Kollegen zu ärgern, der sie dort abgelegt hat.

**Es gibt immer Gründe, dankbar zu sein**

Mit Achtsamkeit Hand in Hand geht Dankbarkeit. Wenn wir unsere Umgebung, den Kontakt zu anderen, den eigenen Körper und so weiter bewusst erleben, fallen uns wunderbare kleine Freuden des Lebens auf. Diese sind auch sonst immer vorhanden. Das Problem ist, dass sie so selbstverständlich für uns geworden sind, dass wir sie im automatischen

Alltagsmodus gar nicht mehr bemerken. Sobald Sie die simplen Dinge jedoch wieder wertzuschätzen wissen, wird das stetige Verlangen nach Mehr reduziert. An dessen Stelle tritt eine tiefe Zufriedenheit für das, was bereits ist. Viel zu oft liegt der Fokus auf dem, was wir noch nicht besitzen oder noch nicht erreicht haben, was unsere Stimmung und Motivation herunterzieht. Währenddessen bemerken wir gar nicht, dass das Leben an sich Grund genug zur Freude ist, wir auch in schwierigen Situationen von so viel Positivem umgeben sind und jeden Tag Privilegien genießen, von denen Menschen in anderen Ländern nur träumen können. Besser geht es immer, aber schlimmer auch. Denken Sie nur mal daran, dass jeden Tag irgendwo Bomben im Krieg fallen, Kinder verhungern müssen oder Frauen kein Recht haben zu arbeiten, Auto zu fahren oder sich ihren Wünschen gemäß zu kleiden. Wollen Sie nun immer noch wegen einem Laptop, den Sie sich nicht leisten können oder einer kleinen Auseinandersetzung auf der Arbeit in Selbstmitleid versinken und alles in Ihrem Leben schlechtreden? Oder wollen Sie anfangen anzuerkennen, wie glücklich Sie sich in Ihrer Position schätzen dürfen und das Beste daraus machen?

Um sich die guten und wertvollen Aspekte Ihres Lebens vor Augen zu führen, können Sie es wie ein "Gratitude Journal", also ein Dankbarkeitstagebuch, beginnen. Nehmen Sie sich jeden Abend Zeit, drei Dinge aufzuschreiben, für die Sie dankbar sind und beobachten Sie, ob und inwiefern dies nach einiger Zeit einen Einfluss auf Ihr Wohlbefinden und Verhalten hat. Ähnlich wie bei den Affirmationen und der Visualisierung können die kleinen Samen, die Sie durch diese simple Übung in Ihrem Unterbewusstsein pflanzen, zu Gefühlen aufblühen, die Sie nicht hätten erahnen können. Ihr Unterbewusstsein beeinflusst Ihre Gedanken und Ihre Gedanken bestimmen wie Sie die Welt erleben. Schließlich ist die Realität nicht mehr als ein Spiegel Ihrer Innenwelt. Wenn Sie innerlich mehr Platz für Dankbarkeit schaffen, werden Sie auch mehr Gründe, um dankbar zu sein, in der Außenwelt finden. Eine weitere Möglichkeit wäre ein

Dankbarkeitsbrief. Schreiben Sie 300 Wörter, oder nach Belieben mehr, an jemanden, der Ihnen wichtig ist und lassen Sie diese Person wissen, weshalb Sie dankbar sind, ihn oder sie zu kennen.

Ob Sie den Brief letztendlich überreichen ist Ihre Entscheidung. Vielleicht wollen Sie sogar einen Schritt weitergehen und ein Treffen ausmachen, währenddessen Sie den Brief vorlesen. Es mag erst einmal Überwindung kosten, dies zu tun. Mit Sicherheit kann sich dabei aber eine schöne Erfahrung von Austausch und Intensivierung der Beziehung zueinander ergeben. In unserer Gesellschaft sind Dinge wie Zugang zu Nahrung selbstverständlich.

Um mehr Dankbarkeit zu empfinden, können Sie sich darin trainieren, vor jeder Mahlzeit oder sogar jedem Schluck Wasser ein stilles "Danke" zu sagen. Vielleicht möchten Sie mehr Wertschätzung für Ihren Körper empfinden. Dann bietet es sich an, beim Eincremen der Haut jedem Körperteil für seine Funktion zu danken. Sagen Sie zum Beispiel "Danke, dass ihr mir heute wieder Halt gegeben habt" zu Ihren Füßen. Bedanken Sie sich bei Ihren Beinen dafür, dass sie Sie tragen. Wenn Sie bei den Armen angelangt sind, können Sie sagen "Danke, dass ihr immer an meiner Seite seid." Auf Ihre Finger können Sie immer zählen. Legen Sie zum Abschluss die Hände auf das Herz und bedanken Sie sich dafür, dass es ohne, dass Sie daran denken, immer für Sie schlägt und Ihre Organe mit sauerstoffreichem Blut versorgt. Um ein Dankbarkeitstraining meditativer zu gestalten, können Sie sich anstelle der schriftlichen Manifestation am Abend mental die Ereignisse, Menschen oder Tatsachen, für die Sie dankbar sind, ins Gedächtnis rufen. Fokussieren Sie sich dafür mindestens 20 Sekunden lang in einer entspannten Grundhaltung auf die jeweilige Sache. Lassen Sie sich nicht mehr einreden, dass Sie nicht genug sind und mehr erreichen müssen, um ein wertvolles Leben zu führen. Laden Sie Meditation, Achtsamkeit und Dankbarkeit dazu ein, bei diesem Lernprozess Ihre treusten Begleiter zu werden.

## NOCH MEHR HACKS FÜR NOCH MEHR EFFIZIENZ

**Digital Detox - Vom Bildschirm entgiften**

Die Ausmaße des durchschnittlichen Handy-Konsums rauben uns nicht nur Achtsamkeit und Präsenz in Alltagssituationen, sondern auch jede Menge Zeit und Energie, die wir hätten produktiver nutzen können. Wir vernachlässigen beispielsweise unseren Schlaf, soziale Interaktionen, Bildungsmöglichkeiten oder Hobbys, nur um am Handy zu sein. Dabei macht uns die Überflutung von Reizen meist nicht mal glücklicher, wir schädigen unsere Augen und setzen unsere Nervensysteme, durch die ständige Erreichbarkeit, dem Stress aus. Sobald das Smartphone klingelt, vibriert oder nur aufleuchtet, erreicht der Stresspegel den Höhepunkt und wir greifen reflexartig sofort zum Gerät. Ein iPhone wird, Datenerhebungen nach zu urteilen, 80-mal am Tag entsperrt. Demnach würden andere Tätigkeiten alle 18 Minuten unterbrochen werden. Kein Wunder, dass wir enorme Konzentrationsschwierigkeiten entwickeln, wenn wir ständig das Handy im Hinterkopf haben und quasi nur auf das Signal warten, dass es etwas Neues gibt, oder? Selbst wenn uns niemand direkt kontaktiert, prüfen wir vorsichtshalber die aktuellen Status-Updates. Wenn der Akku sich Richtung Null bewegt, droht so manch einem, eine Panikattacke zu erleiden. Wieso ist das so?

Wie ist es so dermaßen normal geworden, direkt nach dem Aufwachen, unmittelbar vor dem Einschlafen und andauernd zwischendurch mit den Augen auf einem Bildschirm zu kleben, wenn es diese Geräte vor nur wenigen Jahren noch nicht einmal gab? "Damals" waren Menschen beim Warten an der Bushaltestelle noch gezwungen innezuhalten und in sich zu horchen. Jetzt ist es so viel leichter sich abzulenken und sich seinem Innenleben nicht stellen zu müssen. Inwiefern hoher Smartphone-Gebrauch sich auf die körperliche und mentale Gesundheit auswirkt, kann leider noch nicht anhand von Langzeitstudien gezeigt werden. Trotzdem warnen Experten vor genau dieser Ungewissheit. Dass es in einem direkten Zusammenhang mit einer Neigung zu Depressionen und Angstzuständen steht, ist bereits klar.

Vor allem aufgrund der sozialen Medien, in denen jeder nur seine Schokoladenseite des Lebens präsentiert, kommt es insbesondere bei Jugendlichen oft zu starken Selbstzweifeln. Dank Apps oder integrierten Funktionen im Handy ist einsehbar wie viele Stunden pro Tag der Bildschirm tatsächlich aktiv ist. Unter den 18- bis 29-Jährigen ist jeder Vierte mehr als vier Stunden am Tag online. Wenn man sich die Zahlen vor Augen hält, fragt man sich, womit diese wertvolle Zeit eigentlich vergeudet wird, oder? Was kann man denn schon so lange am Handy machen? Jeder Zweite von ihnen beantwortet Nachrichten im Durchschnitt innerhalb von nur fünf Minuten. Die zunehmende Toleranz in verschiedenen Bereichen des Lebens birgt offensichtliche Gefahren. So ist es nicht nur immer akzeptierter während des Essens zu tippen und zu scrollen, sondern selbst beim Autofahren können Menschen sich den Griff zum Handy zunehmend nicht mehr verkneifen. Steckt hinter all diesen Phänomenen eine echte Abhängigkeit, ähnlich wie es bei einer Spiel- oder Internetsucht der Fall ist? Etabliert hat sich in psychologischen Kreisen bereits der Ausdruck einer "Problematischen Smartphone-Nutzung".

Eine anerkannte psychiatrische Diagnose ist Handysucht noch nicht. Wissenschaftler diskutieren die Symptome und Entzugserscheinungen jedoch. Wenn man sich die Kriterien eines Abhängigkeitssyndroms nach Definition des Krankheitskatalogs ICD-10 anschaut, lassen sich diese durchaus auf den Smartphone-Gebrauch übertragen. Anhand eines starken Wunsches oder Zwangs nach Konsum, des Kontrollverlustes über das Ausmaß, der Unmöglichkeit von Abstinenz, einer Toleranzentwicklung und sozialer Isolation lässt sich Suchtverhalten erkennen. Für eine medizinisch erwiesene Erkrankung müssen übrigens nur drei dieser sechs Kriterien erfüllt sein. Für die Angst vor der Abwesenheit des Handys gibt es bereits eine eigenständige Bezeichnung, und zwar die "Nomophobie". Entzugserscheinungen können sich in Form von Traurigkeit, Unruhe und

Gereiztheit äußern. Zum einen steckt dahinter die sogenannte "FOMO", was für "Fear of missing out", also die Angst etwas zu verpassen, steht. Zum anderen sind die Apps ganz bewusst so programmiert, dass es kein Anfang und kein Ende gibt und sie zu jeder Tages- und Nachtzeit möglichst lange genutzt werden können. Auch kleine Stimmungsheber sind meist eingebaut. Jeder Like sorgt für einen kurzfristigen Anstieg des Glücksbotenstoffs Dopamin im Gehirn, sodass wir ständig auf die nächste kleinste Form von Anerkennung warten.

Mit Sicherheit ergeben sich durch unsere kleinen Helfer auch viele Vorteile. Selbst die so verteufelten sozialen Medien können eine tolle Plattform für Identitätsentwicklung und kreativen Ausdruck bieten. Aber zu welchem Preis? Wollen wir wegen der Vorteile wirklich weiterhin den problematischen Entwicklungen gegenüber ignorant bleiben? Ist es uns die Zeit und Energie, die wir verlieren, wirklich wert? Und sollten wir es tatsächlich riskieren, den unbekannten Krankheiten, die sich dadurch ergeben könnten, nicht vorzubeugen? In China gibt es bereits separate Fußwege für Leute am Handy und in Wien wurden allen Ernstes Straßenlaternen gepolstert.

Das ist irgendwie witzig, aber ist das wirklich die Welt, in der wir in Zukunft leben möchten? Ein großes Problem stellt sich auch für Kinder dar, die in das Zeitalter, in dem Handys sogar mit auf die Toilette genommen werden, hineingeboren werden. Immer häufiger sieht man wie Eltern ihre Schützlinge regelrecht vor einem lustigen Video "parken", um ihre Ruhe zu haben. Den heranwachsenden Menschen wird dadurch unter anderem die Möglichkeit direkter Interaktionen genommen. Diese sind jedoch unglaublich wichtig für die Entwicklung, denn anhand der Gesichtsausdrücke ihrer Eltern lernen sie zum Beispiel, was diese bedeuten und wie man mit anderen Menschen kommuniziert. Viel Zeit vor Bildschirmen im jungen Alter führt in Zukunft mit hoher Wahrscheinlichkeit zu einem Anstieg von ADHS-Erkrankungen und dem Verlust von Empathie. Viel eher sollten Kinder und Jugendliche über die möglichen Folgen von Smartphones aufgeklärt werden und einen bewussten Umgang von ihren älteren Vorbildern vorgelebt bekommen.

- Wenn Sie mehr des in Ihnen schlummernden Potentials erwecken und ein erfüllteres Leben haben möchten, lohnt es sich definitiv, Ihren Handy-Gebrauch zu hinterfragen und exzessiven Ausmaßen eigenverantwortlich entgegenzuwirken.
- Viele Menschen unterziehen sich dafür mittlerweile einem freiwilligem "Digital-Detox", einer digitalen Entgiftung. Es gibt sogar Camps für dieses Vorhaben. Das hilft, Distanz von der Abhängigkeit zu schaffen und die Schönheit des eigenständigen Lebens ohne Handy wiederzuentdecken. Eine solche Kur kann einen Tag, ein Wochenende oder sogar noch länger dauern. Auch im Urlaub oder während eines Ausflugs bietet es sich an, einfach mal offline zu bleiben und die Zeit in vollen Zügen zu genießen. Keine Frage: Anfangs kann dies ganz schön schwerfallen! Wenn Sie für gewöhnlich oft am Handy sind, könnten sich zu Beginn Gefühle von Unruhe, Rastlosigkeit und Langeweile in Ihnen breitmachen. Mit der Zeit wird sich dann aber Frieden und Gelassenheit einstellen. Es tut gut zu realisieren, dass man nicht auf Benachrichtigungen warten muss und dass Momente auch einfach für einen selbst erlebt werden können. Viel zu oft beschäftigt uns die Annahme, alles festhalten und teilen zu müssen. Außerdem können Sie sich endlich wieder Dingen widmen, die Sie zuvor vielleicht vernachlässigt haben und den neu geschaffenen Freiraum mit erfreulichen Dingen wie Kreativität, Weiterbildung, Sport, sozialen Interaktionen und so weiter füllen. Gegen Ende der Entgiftung berichten viele sogar von "Angst", ihr Handy wieder anzuschalten und mit Reizen überflutet zu werden. Zudem ist es dann sehr leicht, wieder in alte Verhaltensmuster zu verfallen. Eine vollständige Abstinenz ist in der heutigen Welt jedoch so gut wie undenkbar, was die Integration der Erkenntnisse ins gewohnte Alltagsgeschehen umso wichtiger macht.

- Damit Sie einen selbstfürsorglichen Umgang mit dem Handy erlernen und sich Ihr Konsum in einem gesunden Rahmen bewegt, können Sie Regeln aufstellen. Wie wäre es zum Beispiel mit handyfreien Zonen? Das Schlafzimmer oder andere gemütliche Orte könnten durch das strikte Tabu zu einem erholsamen Rückzugsort werden. Oder Sie nehmen sich vor, das Handy nicht zu benutzen, wenn Sie wertvolle Zeit mit Ihren Freunden und der Familie verbringen. Glücklicherweise gibt es Funktionen, mit denen man nur den Flugmodus oder das Internet ausschalten kann. So können Sie Zeit mit Ihren Liebsten verbringen oder ungestört arbeiten, im Notfall jedoch trotzdem erreichbar sein oder Kontakt zu anderen aufnehmen.
- Es kann aber auch ein unglaublich befreiendes Gefühl sein, das Handy während eines Spaziergangs oder Ähnlichem einfach mal ganz zu Hause zu lassen. Sie werden überrascht sein wie ungewohnt sich dies zu Beginn anfühlen wird.
- Alternativ lohnt es sich, das Gerät außer Sicht- und Reichweite zu verstauen. Anstatt es in der Hosentasche zu haben, können Sie es zum Beispiel in der Handtasche beziehungsweise Ihrem Rucksack transportieren. So ist die Verlockung geringer und Sie überlegen es sich zweimal, ob Sie es herauskramen.
- Genauso besteht die Option, Zeiten festzulegen, zu denen Sie sich bewusst hinsetzen, um E-Mails und Nachrichten zu beantworten.
- Apps wie "Menthal" oder "Space" protokollieren, wie oft Sie das Handy aktivieren, wie viel Zeit Sie am Bildschirm verbringen und auf welchen Plattformen Sie währenddessen am meisten unterwegs sind. Das kann helfen herauszufiltern, welche Apps Sie primär zu übermäßigem Konsum verleiten. Legen Sie fest, welche Programme wirklich nützlich sind und wofür Sie Ihr Smartphone in erster Linie nutzen wollen. Dann lässt sich beispielsweise ein Ampelsystem aufstellen: In die grüne Kategorie fallen Dinge wie Online-Banking oder Ihr arbeitsbezogenes E-Mail-Konto. Unter Gelb können Sie soziale Medien

festhalten, bei denen Vorsicht geboten ist. Als Farbe Rot sind Apps, wie Spiele mit hohem Suchtrisiko, einzustufen und es gilt, diese zu vermeiden.

**Konzentrationsfähigkeit zurückerlangen**

Achtsamkeit steigert also das Konzentrationsvermögen, während übermäßiger Handy-Gebrauch es vermindert. Aber was ist Konzentration überhaupt und wie lässt sie sich zusätzlich aktiv wieder fördern? Das Wort stammt von dem lateinischem "concentra", was so viel wie "zusammen im Mittelpunkt" bedeutet. Dementsprechend beschreibt Konzentration die Aufmerksamkeit auf eine einzige Tätigkeit zu halten, sodass andere Geschehen in den Hintergrund geraten beziehungsweise komplett ausgeblendet werden. Das ist Energieaufwand, da das Gehirn Meister darin ist, sich ablenken zu lassen. Insbesondere natürlich, wenn diese Ablenkung weniger anstrengend ist. Nach Unterbrechungen muss man sich jedoch immer wieder aufs Neue in die eigentliche Tätigkeit einfinden und verliert dadurch Zeit und Motivation. Selbst Unordnung und Lärm stellen Störfaktoren für Ihr Gehirn dar, auf die es unterbewusst reagiert. Aus diesem Grund sollten Sie Ihre Arbeitsumgebung stets aufgeräumt und ruhig gestalten. Nüsse gelten übrigens als "Brainfood", sie sind super als Energielieferant für das Gehirn und eignen sich dementsprechend ausgezeichnet als Snack für zwischendurch. Weitere Ideen, die Sie ausprobieren können, um wieder konsequenter zu arbeiten und mehr Arbeit in weniger Zeit zu erledigen, sind die folgenden:

- Dass unser Verstand erschöpft, wenn wir uns stundenlang mit dem Gleichen beschäftigen, ist einleuchtend. Legen Sie daher regelmäßige Pausen ein und bieten Sie Ihrem Gehirn Abwechslung. Es kann äußerst förderlich sein, währenddessen Bewegungs- und Dehnübungen durchzuführen. Vor allem, wenn wir lange am Stück sitzen, sind es oft Verspannungen in der Muskulatur, die uns am effizienten Arbeiten hindern. Wenn der Körper ausgeglichen ist, wirkt sich dies auch auf den Geist aus. Vielleicht motiviert es Sie auch zusätzlich, wenn Sie sich nach bestimmten Etappen mit einem Bad, einer heißen Schokolade oder Ähnlichem belohnen.

- Konzentration ist wie ein Muskel, der durch regelmäßige Herausforderung gestärkt werden kann. Eine effektive Übung ist es, sich beim Lesen wirklich auf den Inhalt zu fokussieren, die Sätze am besten laut auszusprechen und gegebenenfalls am Ende eines Kapitels den Inhalt mit eigenen Worten wiederzugeben.
- Eine ähnliche Methode ist, das Radio, den Fernseher oder einen Podcast für zehn Minuten leise zu stellen und trotzdem zu versuchen, alles genau zu verstehen. Für Ihr Kurzzeitgedächtnis können Sie den Inhalt anschließend wiederholen.
- Merkübungen eignen sich ebenfalls ausgezeichnet. So können Sie versuchen, sich Ihren Einkaufszettel einzuprägen, anstatt ihn aufzuschreiben oder mit einer Person das bekannte Spiel "Ich packe meinen Koffer..." spielen.
- Es kann außerdem Spaß machen, mit einem Freund oder in einer Gruppe Sätze zu ergänzen. So könnte jemand mit "Gestern..." anfangen, der Nächste ergänzt "Gestern haben...", es folgt "Gestern haben wir..." und am Ende entstehen witzige Geschichten Ihrer Fantasie. Das bietet nicht nur Grund zum Lachen, sondern regt nebenbei noch die Gehirnzellen an.
- Auch Kreuzworträtsel sind Gehirnjogging pur. Fortgeschrittene können sich optional eine Stoppuhr stellen und dann versuchen, so viel wie möglich in der entsprechenden Zeitspanne zu lösen.
- Richtig herausfordernd wird es bei Übungen wie spiegelverkehrtem Schreiben oder Wörter beziehungsweise das Alphabet rückwärts aufsagen.
- Sie können ebenfalls die Anfangsbuchstaben von zusammengesetzten Wörtern vertauschen. Aus Wickelkommode würde dann zum Beispiel

Kickelwommode werden.

- Darüber hinaus besteht die Möglichkeit, einen bestimmten Buchstaben in einem Text oder die eigenen Schritte zu zählen. Sobald dies zu leicht wird, steigern Sie sich auf jeden zweiten oder dritten Schritt.
- Auch motorische Trainingseinheiten fördern die Konzentrationsfähigkeit. Eine Option ist zum Beispiel die LOLO-Fingerübung. Dabei würden Sie mit dem Zeigefinger und dem Daumen Ihrer linken Hand ein L formen während Sie mit denselben Fingern an der rechten Hand ein O zeigen. Wechseln Sie dann gleichzeitig von L zu O und von O zu L und achten Sie auf Synchronizität sowie präzise Ausführung.
- Wichtig ist, dass Ihnen die Übungen zu einem gewissen Grad auch Spaß machen und regelmäßig, statt besonders lang, durchgeführt werden.

**Binaurale Beats - Das Gehirn zum eigenen Vorteil stimulieren**

Eine weitere, durch wissenschaftliche Studien belegte, Möglichkeit zur Konzentrationssteigerung sind binaurale Beats. Der Begriff "binaural" setzt sich aus den lateinischen Wörtern "bi" für "zwei" und "aural" für "Ohren" zusammen und bedeutet somit so viel wie "die Ohren betreffend". Erstmalig hat der deutsche Physiker Heinrich Wilhelm 1839 einen binauralen Beat entdeckt. Es handelt sich dabei um einen Ton, der im Gehirn entsteht, wenn zwei verschiedene Töne über das jeweils linke und rechte Ohr aufgenommen werden. Da sich die Töne nicht wie durch Zauberei in der Luft miteinander verbinden können, war die logische Schlussfolgerung, dass es sich um eine auditive Illusion handeln muss. Erst nach mehr als 130 Jahren hat Gerald Oster dieses Phänomen neu entdeckt und in der kognitiven Neurologie etabliert. Die binauralen Töne verbessern nicht nur die Kommunikation der beiden Gehirnhälften. Außerdem können Sie genutzt werden, um das Gehirn in gewünschte Schwingungen zu versetzen.

- Bei Frequenzen von 13 bis zu 30 Hertz befindet sich unser Gehirn im Beta-Zustand, sozusagen im Normalzustand. In diesem können wir wach und konzentriert arbeiten sowie logisch und kritisch denken.
- Im Alpha-Zustand bei 8 bis 13 Hertz gehen wir eher in eine meditative Verfassung über, in der wir noch wach aber entspannt sind. Das eignet sich zum Beispiel gut zum Lesen und dem Abrufen des Gedächtnisses.
- Eine Art Halbschlaf oder Trance wird bei Frequenzen von 4 bis 9 Hertz erreicht. Dies wird als Theta-Zustand bezeichnet und bietet die Möglichkeit, leichter Zugang zum Unterbewusstsein zu finden.
- Im Delta-Zustand bei 0.1 bis 4 Hertz verlieren wir das Bewusstsein und fallen in einen tiefen, traumlosen Schlaf, der erholsam und heilend ist.
- Bei Frequenzen über 30 Hertz steigt der Stresspegel, doch wir können spirituelle Erfahrungen von universeller Liebe und Bewusstseinserweiterungen in diesem Gamma-Zustand haben.
- Binaurale Beats werden heutzutage oft in entspannende Melodien eingebaut und teilweise sogar von einem Sprecher begleitet, um diese Zustände der Gehirnschwingungen gezielt zu provozieren. Wenn beispielsweise eine Frequenz von 300 Hertz über das linke Ohr und gleichzeitig eine Frequenz von 308 Hertz über das rechte Ohr wahrgenommen wird, entsteht ein binauraler Beat von acht Hertz im Gehirn. Allerdings müssen Sie Stereokopfhörer nutzen, damit Ihre Ohren jeweils unterschiedliche Töne hören und es funktioniert. Dann können Sie nicht nur bewusst Ihre Konzentration steigern, sondern unter anderem auch leichter einschlafen, entspannen, meditieren, die Kreativität steigern, Ängste lösen, Schmerzen lindern und so weiter. Binaurale Beats lassen sich wieder einmal kostenlos auf YouTube und ähnlichen Plattformen finden. Darüber hinaus bietet die App Atmosphere eine reichhaltige Auswahl. Das Gehirn benötigt mindestens sieben Minuten, um den akustischen Impuls zu verarbeiten, weswegen Sie für ungefähr 15 Minuten lauschen sollten. Dabei ist es ratsam, die

Lautstärke so leise zu stellen, dass man die Beats gerade noch so hören kann. Behalten Sie jedoch im Hinterkopf, dass es sich um ein Hilfsmittel und nicht um ein Wundermittel handelt. Binaurale Beats können unterstützend wirken, werden Sie ohne weitere Maßnahmen aber nicht zu Ihrem Ziel bringen.

**Pranayama - Durchatmen und Kraft tanken**

Haben Sie die Redewendung "erst mal tief durchatmen", die in stressigen Situationen häufig fällt, schon mal hinterfragt? Jeder kennt es wahrscheinlich, wenn man unter hohen Belastungen einfach keinen klaren Gedanken mehr fassen kann. Wenige intensive Atemzüge helfen dann wirklich, sich sofort zu beruhigen. Aber wieso ist das so? Tatsächlich steckt dahinter eine logische biologische Erklärung.

Da Atmung erforderlich zum Überleben ist, ist es einer der automatischen Reflexe, die über das vegetative Nervensystem gesteuert werden. Das unbewusst ablaufende Atmen ist jedoch eher flach, wodurch den Körperzellen weniger Sauerstoff bereitgestellt wird. Infolgedessen kann es unter anderem zu Muskelverkrampfungen, einem höheren Stresspegel und Nervosität kommen. Daher steigert sich unsere Atemfrequenz bei körperlicher Anstrengung oder in Stress- und Gefahrensituationen beispielsweise auch, um die Muskelleistung beziehungsweise die Gehirnleistung zu steigern. Auch Seufzen kommt nicht von ungefähr. Nach Stress, einer Enttäuschung oder anderer Belastung reaktiviert der einmalige tiefe Atemzug die Lungenbläschen, die während flacher Atmung in sich zusammenfallen. Sie sind für die Sauerstoffaufnahme verantwortlich. An diesem Beispiel lässt sich das Wechselspiel zwischen Atmung, Körper und Geist erkennen. Das können Sie sich zu Nutze machen. Denn im Gegensatz zu den anderen Körperfunktionen des vegetativen Nervensystems, wie zum Beispiel Herzschlag und Verdauung, können wir unsere Atmung ganz bewusst kontrollieren. Es gibt unzählige wissenschaftliche Studien zu der Wirksamkeit von Atemübungen:

- So wurde unter anderem bewiesen, dass die Sinne geschärft, die Gedächtnisfunktion verbessert, der Energie-Level gesteigert und Anspannungen gelöst werden.
- Darüber hinaus wirkt tiefes Atmen schmerzlindernd. Zwar ist der erste Impuls beim Erleben von Schmerz, den Atem anzuhalten. Wenn jedoch weiter tief und langsam geatmet wird, beruhigt sich das zentrale Nervensystem, sodass leichter mit dem Schmerz umgegangen werden kann. Außerdem wird der Blutfluss verbessert und der Säure-Basen-Haushalt ins Gleichgewicht gebracht. Dann ist es für den Körper leichter, als bei einem hohen Säuregehalt, das Schmerzempfinden zu steuern.
- Da über die Lungen Giftstoffe abtransportiert werden, es bei einer flachen Atmung jedoch zu Ansammlungen kommt, helfen Atemübungen außerdem bei der Entgiftung des Organismus. Infolgedessen wird Entzündungen, Müdigkeit, Gewichtszunahme, Muskelabbau und Bluthochdruck vorgebeugt.
- Wenn Sie Ihre Lungenfunktion aktiv stärken, sinkt außerdem das Risiko von Lungenentzündungen, Asthma, Bronchitis und weiteren Erkrankungen dieses wertvollen Organs.
- Zudem wird die Durchblutung des Verdauungssystems gesteigert, wodurch die Peristaltik, also die Darmbewegungen und -funktion, gefördert wird.
- Es macht Sinn, die folgenden Trainingseinheiten zwischendurch durchzuführen, wenn beispielsweise die Konzentration im Laufe des Tages nachlässt. Gleichermaßen können Sie aber auch regelmäßige Zeiten festlegen, an denen Sie ihnen nachgehen. Auf Dauer wird Ihre Atmung dann auch im Automatismus tiefer.
- Viele Atemübungen sind super leicht umzusetzen. Sie können damit anfangen, sich einfach aufrecht hinzusetzen oder hinzustellen. Atmen Sie dann mit geschlossenen Augen dreimal ganz tief in den Bauch ein

und dreimal vollständig aus. Wiederholen Sie dies beliebig oft und nehmen Sie sich zum Abschluss noch drei normale Atemzüge, um die Veränderung zu spüren.

- Dafür können Sie sich auch hinlegen und Ihre Muskeln entspannen. Es kann außerdem helfen, wenn Sie Ihre Hände locker auf Ihre Bauchdecke legen, um zu spüren wie diese sich hebt und senkt. Versuchen Sie, die Luft bis in den Brustkorb und Ihre Schultern zu leiten und sie kontrolliert wieder entweichen zu lassen.
- Eine weitere Option ist es, während des Einatmens bis vier zu zählen, die Luft für drei Sekunden anzuhalten, um schließlich bei der Ausatmung wieder bis vier zu zählen. Dies sollte mindestens fünfmal wiederholt werden.

Auch die Kraft dieser Art von Atemübungen ist keine Entdeckung der Moderne. In den uralten Traditionen des Yogas sind sie ebenfalls Hauptbestandteil der Philosophie und Praxis. In Sanskrit ist von Pranayama die Rede. “Prana” steht dabei nicht nur für Luft, sondern gleichzeitig auch für Lebensenergie. “Ayama” bedeutet so viel wie kontrollieren. Die Idee beruht aus der yogischen Sicht auf der Annahme, dass Energieblockaden gelöst werden können. Die Wirkungsweisen lassen sich jedoch auch biologisch nachvollziehen. Die harmonisierenden Atemübungen legen den Fokus auf eine lange Ausatmung, wodurch der Parasympathikus aktiviert wird. Das ist der Teil des Nervensystems, der für Entspannung zuständig ist und bei Stimulation beispielsweise die Herzfrequenz und den Blutdruck senkt. Währenddessen wird im Rahmen der aktivierenden Methoden eher länger eingeatmet, wodurch der Gegenspieler namens Sympathikus aktiviert wird. Dieser erlaubt es uns, bei Stimulation wacher und leistungsfähiger zu sein.

- Die ozeanische Atmung wird als Ujjayi bezeichnet. Dabei wird während der Ausatmung mit geschlossenem Mund und ohne tatsächlichen Laut ein sanftes Rauschen in der Kehle produziert. Es hilft ungemein, seine Konzentration zu sammeln und außerdem Muskeln zu entspannen, um beispielsweise tiefer in die Dehnung während einer Yogaübung zu gehen.

- Anuloma Viloma oder auch die Wechselatmung ist sehr ausgleichend und bringt inneren Frieden. Sehr ähnlich ist die Mondatmung oder auch Bandra Bhedana genannt. Dafür würden Sie Ihre Hand in der Vishnu-Mudra-Haltung halten. Das bedeutet, dass Sie mit Daumen und Ringfinger die Nasenlöcher abwechselnd verschließen. Atmen Sie beispielsweise erst durch das linke Nasenloch ein, verschließen Sie dann kurz beide Nasenlöcher, bevor Sie den Daumen vom rechten Nasenloch heben und die Luft hinausströmen lassen. Anschließend atmen Sie durch das rechte Nasenloch ein und wiederholen den Vorgang in die andere Richtung. Dadurch werden die beiden Gehirnhälften in ein angenehmes Gleichgewicht gebracht.
- Dann gibt es noch die Blasebalg-Atmung, die im Sanskrit Bhastrika heißt. Diese wirkt im Gegensatz zu den vorherigen Beispielen eher aktivierend. Atmen Sie hierfür gleichmäßig und schnell ein und aus. Betätigen Sie Ihre Bauchdecke dabei aktiv durch Einziehen und Strecken. Hören Sie bei Erschöpfung jedoch auf oder legen Sie eine Pause ein. Atemübungen wie diese sollten nicht unterschätzt werden.
- Genau wie beim Kapalabhati, beziehungsweise der Feueratmung, kann es sogar zu Schwindel, Ohnmacht und Übelkeit kommen. Es ist Vorsicht geboten. Beim Kapalabhati-Atmen würden Sie normal einatmen, dann aber mehrmals stoßweise heftig mit der Unterstützung Ihrer Bauchmuskeln ausatmen. Diese Technik wirkt nicht nur aktivierend, sondern auch entgiftend und trainiert die Bauchmuskulatur.
- Kumbhaka beschreibt eine weitere beruhigende Option des Atemtrainings. Stellen Sie sich dafür vor, mit jeder Einatmung Liebe und positive Energie in Ihr Inneres einzuladen und während des Ausatmens alles Negative loszulassen. Kurze Atempausen zwischendurch

verstärken das Gefühl inneren Friedens und der Harmonie.

- Es gibt noch viele weitere Pranayama-Variationen, aber schließen wir nun mit der Bhramari-Übung ab. Sie wird auch als Bienen-Atmung bezeichnet. Summen Sie dafür mit der Ausatmung und geschlossenem Mund wie eine Biene, um Vibrationen in Ihren Resonanzräumen zu erzeugen. Das Gewebe wird folglich besser durchblutet und es breitet sich eine beruhigende Wärme in Ihnen aus.

### Ins kalte Wasser springen

Sehr beliebt unter Biohackern ist Kryotherapie. "Kryo" bedeutet im Griechischen "kalt". Somit gehört die Kryotherapie zu den Thermotherapien und bezeichnet die absichtliche Anwendung von Kälte, entweder den ganzen Körper betreffend oder lokal begrenzt. Auch in der Medizin wird das gezielte Hervorrufen eines Temperaturunterschieds von Körper und Umwelt für verschiedene Vorteile eingesetzt. So kann das Herabsetzen der Durchblutung unter anderem dem Entstehen von Ödemen, also Wassereinlagerungen, vorbeugen, Schwellungen und Schmerzen lindern oder zum Vereisen von Warzen genutzt werden.

Im Rahmen des Biohackings stehen kalte Duschen im Vordergrund. Der kurzfristige Kälteschock kann nicht nur unterstützend bei der Fettverbrennung wirken und Entzündungsprozesse hemmen, sondern die Gesundheit im Allgemeinen fördern. In einer niederländischen Studie wiesen die Teilnehmer, die sich jeden Morgen für drei Monate einer kalten Dusche aussetzten, ein um 30 % geringeres Krankheitsrisiko auf als die Kontrollgruppe.

Noch effektiver sind anscheinend Wechselduschen, bei denen ein Kontrast von warmen und kalten Reizen provoziert wird. Dadurch erweitern sich die Blutgefäße, wodurch die Durchblutung gefördert wird, sodass es sich perfekt zum Wachwerden anbietet oder gegen Kreislaufschwäche, es hilft bei niedrigem Blutdruck und beugt Krampfadern vor. Darüber hinaus wird das Immunsystem gestärkt und

Spannungskopfschmerzen sowie Einschlafstörungen vorgebeugt.

Nach der sogenannten Kneipp-Anwendung würden Sie damit starten, sich für zwei bis drei Minuten mit warmem Wasser abzuduschen. Nach dem Einstellen einer niedrigen Temperatur würden Sie den kalten Brausestrahl beginnend von der rechten Ferse über die Wade und Kniekehle bis zum Gesäß führen. Der rechte Fuß bietet den besten Startpunkt, da dieser, im Hinblick auf den Verlauf des Gefäßsystems, am weitesten vom Herzen entfernt ist. Das Gleiche würden Sie am anderen Bein durchführen. Im Anschluss brausen Sie Ihren rechten Arm von den Fingerspitzen bis zur Schulter ab und wiederholen dies mit dem linken Arm. Bevor Sie dann wieder für zwei bis drei Minuten auf warmes Wasser umstellen, sind noch Rücken, Bauch und Brust an der Reihe. Achten Sie auch darauf, Ihr Gesicht dem kalten Wasser auszusetzen und lassen Sie es für einige Sekunden über Ihre Stirn fließen. Insgesamt sollte die Wechseldusche circa zehn Minuten lang sein. Wärmen Sie Ihren Körper hinterher unbedingt wieder auf.

Anscheinend stimuliert Kälteexposition sogar die Produktion von Endorphinen, also Glückshormonen. Außerdem führt das Überwinden dieser mentalen Hürde zu einem tieferen Verständnis der eigenen Willensstärke. Viel zu oft hält uns unser Verstand zurück, doch wenn wir uns regelmäßig Herausforderungen stellen, können wir Ängste überwinden und unsere wahren Kräfte erkennen. Seine Toleranz gegenüber unangenehmen Situationen durch solche Erfahrungen zu steigern, ist übrigens nicht nur in Hinblick auf die Kältetherapie ein großer Aspekt des Biohackings. Weitere Beispiele sind Fastenzeiten, auf die in einem späteren Kapitel eingegangen wird oder das freiwillige Leben als Obdachloser auf der Straße, um sich die Erwartungen von Übermaß und Luxus abzutrainieren und mit weniger Komfort zufrieden zu sein.

## BESSER ESSEN STATT WENIGER ESSEN

Das Sprichwort "Du bist was du isst" ist gar nicht so weit hergeholt wie es für manche scheinen mag. Natürlich verwandeln wir uns nicht wortwörtlich in eine Blume, wenn wir rein pflanzlich essen oder in ein totes Tier, wenn wir hauptsächlich Fleisch essen. Oft lassen sich die Auswirkungen unserer Nahrung im metaphorischen Sinne trotzdem ziemlich gut übertragen. Wie sollen wir uns frisch und ausgewogen fühlen, wenn wir uns einseitig und von industriell verarbeiteter Chemie ernähren? Welch einen Einfluss Ernährung auf Verhalten, Gefühlswelt, Krankheitsrisiken und Leistungsfähigkeit hat, wird von der Allgemeinheit viel zu sehr unterschätzt.

- Unsere Sichtweise auf das Thema Essen hat sich in den letzten Jahren rasant gewandelt und leider eher krankhafte Richtungen eingeschlagen. Wir leben in einer Zeit, in der Nahrung dem Durchschnittsbürger zu jeder Zeit und überall in einer riesigen Auswahl zur Verfügung steht. Das übermäßige Angebot scheint uns jedoch eher zu überfordern, denn die Zahl übergewichtiger Menschen steigt stark an. Nach dem Robert-Koch-Institut haben in Deutschland mittlerweile 67 % aller Männer und 53 % aller Frauen über 18 mit Übergewicht zu kämpfen. Besonders alarmierend ist auch die Tatsache, dass die Minderjährigen von diesen Entwicklungen nicht ausgeschlossen sind. Bereits 15 % von ihnen sind übergewichtig. Dabei ist ein geringes Selbstwertgefühl aufgrund von Diskriminierung leider nur die geringste Sorge. Langfristig gesehen stellt vor allem das erhöhte Risiko chronischer Erkrankungen eine große Bedrohung dar. Darunter fallen beispielsweise Diabetes und Herzkrankheiten. Nicht nur für die Betroffenen, sondern auch für das Gesundheitssystem könnten diese zu einem großen Problem werden. Übergewicht ist darüber hinaus eine große Belastung für den Körper, sodass es zu Kurzatmigkeit und Erschöpfungszuständen kommt. Dadurch entsteht ein Teufelskreis, in dem es schwieriger wird, Gewicht wieder zu reduzieren. Schuld ist nämlich nicht nur unsere Ernährung. Auch der zunehmende Bewegungsmangel trägt zu dem Ungleichgewicht von aufgenommener und verbrauchter Energie bei.

- Eines der Hauptprobleme bezüglich des Essverhaltens in unserer Gesellschaft ist, dass die Werbung mit ihren Marketingideen unsere Vorstellung von "gutem Essen", vor dem Hintergrund des sozialökonomischen Wandels zu stressigen Terminkalendern, berufstätigen Frauen und alleinerziehenden Elternteilen, getrübt hat. Ungesunde Lebensmittel, die neben Zucker noch Unmengen weiterer schädlicher und süchtig machender Stoffe enthalten, werden als etwas Wohltuendes gesehen. Wenn wir uns mit frittierten Schokoladendonuts, Fertigpizzen oder Burgern von Fast-Food-Ketten "etwas gönnen", machen wir eigentlich genau das Gegenteil.
- Fettstoffwechselstörungen und Bluthochdruck sind mittlerweile die am weitesten verbreiteten Volkskrankheiten. Auf deren Grundlage werden sich jedoch weitere Krankheiten entwickeln. Von besonderer Bedeutung sind Herzinfarkte und Schlaganfälle, da sie mit 37 % die häufigsten aller Todesursachen der deutschen Bevölkerung ausmachen. Beide lassen sich auf den zunehmenden Verschluss von Blutgefäßen, also Arteriosklerose, zurückführen. Diese wird nicht nur durch Übergewicht, sondern auch durch zu hohe LDL-Cholesterinwerte begünstigt.
- Unter der Zuckerkrankheit Diabetes leiden inzwischen ca. sieben Prozent der Erwachsenen. Während die Typ-1-Erkrankung aufgrund autoimmuner Störungen entsteht, lässt sich der Typ-2 vor allem auf Übergewicht und Ernährungsverhalten zurückführen. Letzterer macht 90 % aller Diabetes-Erkrankungen aus. Häufig folgen schwerwiegende Komplikationen wie Nierenschäden und die aus Diabetes resultierende Notwendigkeit von Amputationen der unteren Extremitäten ist ebenfalls keine Seltenheit.
- Sogar mit Krebs, der zweithäufigsten Todesursache in Deutschland,

steht Übergewicht unmittelbar in Zusammenhang. Studien nach zu urteilen ist es sogar der zweitwichtigste Risikofaktor nach dem Tabakkonsum.

- All diese Erkrankungen waren vor dem industriellen Fortschritt kein Problem. Zu dieser Zeit haben akute Infektionen, die wir heutzutage leicht mit Antibiotika behandeln können, noch eine Gefahr dargestellt. Bezüglich der chronischen Krankheiten besteht jedoch meist nicht die Möglichkeit vollständiger Heilung und es ist nur eine Frage der Zeit bis es zu Komplikationen oder Multimorbidität kommt. Das bezeichnet das Vorhandensein mehrerer Krankheiten gleichzeitig und endet häufig in Pflegebedürftigkeit und lebenslanger Therapie. Während die Medizin für gewöhnlich nur Symptome durch Arzneimittel, die nebenbei bemerkt immer Nebenwirkungen mit sich bringen, zu lindern weiß, schätzt die World Health Organisation, dass sich 50-70 % aller chronischen Erkrankungen auf Ernährung zurückführen lassen. Es ist dementsprechend wichtig, dass wir selbst Verantwortung übernehmen und uns vorausschauend im Sinne unserer Gesundheit ernähren, bevor es zu spät ist.
- Es kursieren viele Diätvorschläge, Abnehmshakes und so weiter auf dem Markt. Allerdings ist es genauso gefährlich, den Fokus zu sehr auf Gewichtsreduktion zu verlagern. Das fördert ebenfalls ein ungesundes Verständnis von richtiger Ernährung und kann in Kombination mit den utopischen Schönheitsidealen, die die Medien in unsere Köpfe pflanzen, zu Essstörungen führen. Wir müssen uns viel eher daran erinnern, dass Nahrung in erster Linie als Energielieferant dienen sollte und beobachten durch welche Umstellungen wir dies erreichen.

Die meisten Biohacker sind sich darüber bewusst wie wichtig es ist, sich qualitativ hochwertig zu ernähren, um gesund, leistungsfähig und munter zu bleiben. Sie wissen allerdings auch über die genetische Vielfalt Bescheid und dass es nicht die einzig wahre Diät oder Ernährungsform gibt, die jedem gleichermaßen guttut. Daher wird viel ausprobiert bis sich durch ehrliche Selbstbeobachtung herauskristallisiert, welches Essverhalten das optimale für einen selbst als Individuum ist. Um diesen Prozess werden auch Sie nicht herumkommen, doch einige grundlegende Empfehlungen gelten als Orientierung für die Allgemeinheit:

- Frische Nahrungsmittel sollten verarbeiteten Produkten immer vorgezogen werden, da diese meist nur viele Kalorien, aber keinerlei notwendige Vitalstoffe enthalten.
- Die Gestaltung Ihrer Ernährung sollte abwechslungsreich sein, sodass der gesamte Nährstoffbedarf gleichermaßen gedeckt wird.
- Nährstoffe sind im Prinzip chemische Elemente und lassen sich in Makro- und Mikronährstoffe einteilen. Bei der Verdauung von Makronährstoffen wird die Energie freigesetzt, die der Körper letztendlich für alle Funktionen wie Herzschlag, Gewebebildung und so weiter nutzt. Die Mengenangabe dieser Energie eines Lebensmittels erfolgt international in Joule, in Deutschland jedoch in der Einheit Kilokalorien. Mithilfe eines Kalorienbedarfsrechners im Internet können Sie ganz einfach herausfinden, wie viele Sie täglich zu sich nehmen sollten. In der Regel sollten das etwa 2000 Kilokalorien sein. Es hängt von Alter, Geschlecht, Gewicht und dem Ausmaß körperlicher Tätigkeit sowie weiteren Faktoren ab.
- Einer der drei Makronährstoffe sind Kohlenhydrate. Die WHO rät zu einer Aufnahme von zwei Gramm pro Kilogramm Körpergewicht am Tag. Falls Sie sich unter dieser Grenze bewegen, zieht der Körper die Energie stattdessen aus Eiweißen und kann diese gegebenenfalls nicht für die eigentlichen Hauptfunktionen der Proteine nutzen. Wenn Sie über das nötige Maß hinaus essen, werden die Saccharide in Fett umgewandelt, das sich in Form von Fettpolstern anlagert. Kohlenhydrate sind der Hauptenergielieferant und kommen in Form von Monosacchariden, Disacchariden und Polysacchariden vor. Unter

Monosaccharide oder auch Einfachzucker fällt zum einen Glukose. Enthalten ist dies beispielsweise in Traubenzucker und Süßigkeiten. Fructose in Obst ist, genau wie Galaktose in Milchzucker, ebenfalls ein Monosaccharid. Sie sollten diese Kohlenhydrate jedoch eher meiden. Da sie so einfach in ihrer Struktur sind und im Gegensatz zu Mehrfachzucker nicht mehr vom Körper aufgespalten werden müssen, bewirken sie einen schnellen Anstieg des Blutzuckerspiegels. Aus diesem Grund ist die gewonnene Energie aber auch kaum von Dauer und die Sättigung hält nicht lange an. Dazu kommt, dass enorm viel Insulin auf einmal freigesetzt werden muss, um die Glukose in die Zellen zu schleusen. Dadurch ist die Insulin produzierende Bauchspeicheldrüse auf Dauer überlastet und versagt zunehmend in ihrer Funktion, während die Zellen gleichzeitig resistent für das Hormon werden. Dieser Vorgang ist der typische Verlauf bei der Entstehung eines Typ-2-Diabetes. Aus diesem Grund sollten Einfachzucker eher gemieden werden.

- Disaccharide sind Zweifachzucker und im Grunde nichts anderes als ein Zusammenschluss aus zwei Formen der Monosaccharide. Glukose und Fruktose bilden Saccharose, welche typischerweise in Haushaltszucker oder Süßgetränken vorkommt. Aus Glukose und Galaktose wird Laktose, welche in Milch, Süßigkeiten und nebenbei bemerkt auch in der Muttermilch aller Säugetiere enthalten ist. Maltose setzt sich aus zwei Glukosemolekülen zusammen und ist in Getreide sowie in Bier zu finden.
- Die letzte Form von Kohlenhydraten sind Polysaccharide beziehungsweise Mehrfachzucker, die aus zehn oder mehr Einfachzuckern bestehen. Unter anderem ist Stärke ein solches Kohlenhydrat, die sich in Kartoffeln, Gemüse und Hülsenfrüchten finden lässt. Auch Glykogen, die Speicherform von Glukose, ist nicht nur in menschlicher, sondern auch tierischer Muskelmasse und dem Lebergewebe enthalten. Schließlich wären da noch die wertvollen Ballaststoffe. Diese lassen

sich zwar manchmal gar nicht oder nur teilweise vom Organismus in Energie umwandeln, haben dafür aber einen positiven Einfluss auf die Verdauung selbst. Bei einem Mangel kann es daher zu Obstipation, also Verstopfungen, kommen. Sie machen zudem lange satt und senken aktiv den Cholesterinspiegel. Aufnehmen lassen sie sich am besten über pflanzliche Lebensmittel. Aber auch Vollkornprodukte und Haferflocken sind ballaststoffreich.

- Eiweiße sind eine weitere Gruppe der Makronährstoffe. Primär sind sie nicht für die Energiebereitstellung, sondern eher für das Aufbauen und die Regeneration von Gewebe und Zellen verantwortlich. Darüber hinaus sind sie für die Funktionen des Immunsystems erforderlich und kommen natürlicherweise in Körperflüssigkeiten wie Blut und Verdauungssekreten vor. Eiweiße setzen sich aus Aminosäuren zusammen. Es gibt sowohl tierisches als auch pflanzliches Eiweiß. Der Vorteil von tierischem Protein ist die höhere biologische Wertigkeit, dies bedeutet eine bessere Eignung für die Produktion körpereigener Proteine. Der Nachteil hingegen ist, dass mit ihnen auch mehr Fett aufgenommen wird. Deswegen sollte auf ein ausgeglichenes Verhältnis der beiden Eiweißformen geachtet werden. Empfohlen werden 0,8 Gramm pro Kilogramm Körpergewicht und gute Quellen sind zum Beispiel: Eier, Fisch, Fleisch, Hülsenfrüchte, Quark und Soja. Von einem Mangel sind eigentlich nur Menschen in Hungersnot bedroht. Dabei käme es zu Ödemen, Muskelschwund, Immunschwäche und Abgeschlagenheit. Zu viel Eiweiß kann sich negativ auf die Nieren auswirken.
- Die letzte Kategorie der Makronährstoffe, nämlich Fette, wird mehr verteufelt als sie es verdient. Die Fette sind ebenfalls wichtig für eine optimale Energieversorgung des Körpers, bieten den Organen Schutz, wärmen uns, nehmen Vitamine auf und sind unverzichtbarer Teil aller Zellen. Sie fördern zudem eine langfristige Sättigung und beinhalten teilweise sogar Begleitstoffe wie Vitamin A, D und C. Zu diesen

Begleitstoffen gehört ebenfalls das Cholesterin. So schlecht wie Cholesterin immer geredet wird, ist es in Wirklichkeit gar nicht und für den Aufbau von Vitamin D sogar zwingend notwendig. Bezüglich Fetten und Cholesterin ist nur wichtig, in welcher Form sie aufgenommen werden. Gesättigte Fettsäuren in tierischen Lebensmitteln, insbesondere Butter, sollten eher gemieden werden. Der Körper bildet diese sowieso bereits selbstständig und sie sorgen für einen Anstieg des schlechten LDL-Cholesterins. Dies können die einfach gesättigten Fettsäuren hingegen senken. Sie sind unter anderem in Oliven- und Rapsöl vorhanden. Die gleiche Fähigkeit besitzen mehrfach gesättigte Fettsäuren, die sich beispielsweise in Soja- und Walnussöl, Avocados, Nüssen, Fisch, Eigelb und dunkelgrünem Blattgemüse befinden. Von der Gesamtmenge an Fetten, und zwar 30 % der Energiezufuhr in Kilokalorien, sollten höchstens 300 Milligramm Cholesterin sein. Neben den ungesättigten Fettsäuren sollten Sie außerdem die Finger von Transfettsäuren lassen. Diese sind vor allem in Margarine, Backfetten, Kartoffelchips, Blätterteig und Fertiggerichten enthalten. Sie haben keinerlei positive Funktionen und erhöhen das Risiko aller Herz-Kreislauf-Erkrankungen enorm. In den Nährwertangaben werden sie meist mit "pflanzliches Fett teilweise gehärtet" vermerkt.

- Als Mikronährstoffe werden Vitamine und Mineralstoffe bezeichnet. Energie liefern sie zwar nicht, übernehmen aber trotzdem unterschiedlichste Funktionen im Körper, die lebensnotwendig sind. Hinsichtlich einer guten Ernährung sollten Sie diese daher nicht ignorieren. Vitamine werden teilweise eigenständig vom Körper gebildet. Außerdem werden sie gespeichert, weswegen eine tägliche Aufnahme aller dreizehn Vitamine nicht nötig ist. Überraschenderweise wurden sie erst 1933 von einem Mann namens Albert Szent-Györgyi entdeckt. Ihre Hauptaufgabe ist die Stärkung des Immunsystems, doch gleichzeitig ist jedes Vitamin zudem für weitere spezifische Funktionen verantwortlich. So stärkt Vitamin A zum Beispiel das

Sehvermögen und Vitamin K bestimmt wie dünn- beziehungsweise dickflüssig unser Blut ist. Die besten Vitaminquellen sind Gemüse, Obst, Vollkornprodukte und Nüsse. Vitamin B12 und Vitamin B2 sind jedoch eher in tierischen Produkten enthalten. Generell äußern sich Mangelzustände in unspezifischen Symptomen wie Müdigkeit, Verstimmungen und Konzentrationsschwierigkeiten, wodurch sie im frühen Stadium eher schwer erkennbar sind. Auf Dauer würden sich, je nachdem welches Vitamin fehlt, spezifischere Beschwerden einstellen, die einen Mangel schon eher vermuten lassen. Berücksichtigen Sie, dass es hinsichtlich Vitaminen wichtig ist, wie die Lebensmittel gelagert und zubereitet werden. Längere Lagerung bei Raumtemperatur oder zu starkes Erhitzen können die Vitaminstrukturen zerstören. Bereiten Sie Ihre Mahlzeiten daher eher schonend zu. Außerdem konnte 2009 im Rahmen der "Quality Low Input Food"-Studie festgestellt werden, dass Biolebensmittel viel mehr Vitamine als Produkte des konventionellen Anbaus beinhalten. Gleichzeitig wurden auch hochwertigere Fettsäuren und weniger Giftstoffe, wie Pestizide, nachgewiesen. Ein Geheimtipp diesbezüglich: Auf der Website etepetete-bio können sie gemischte Gemüse- und Obst-Boxen für ca. 30 Euro kaufen, die Ihnen dann kostenlos zugeschickt werden. Die Produkte würden ohne „etepetete" aufgrund ihrer abnormen Größe oder Form im Müll landen. Den Standard der Supermärkte erfüllen sie zwar nicht, doch sie sind unter biologischen Bedingungen angebaut worden und das Auspacken der Pakete bietet jedes Mal eine spaßige Überraschung. Sie sind außerdem wirklich groß und kommen immer inklusive Rezeptideen.

- Mineralstoffe müssen von außen zugeführt werden, um als Bauteile für Körperstrukturen wie Zähne, aber auch im Nervensystem und bei der Regulierung des Wasserhaushalts wirken zu können. Calcium, Natrium, Magnesium und Eisen sind nur wenige Beispiele. Letzteres ist von besonders hoher Relevanz, da Sauerstoff nur an Eisen gebunden im Blutkreislauf transportiert werden kann. Bei einem Mangel, von dem erschreckende 20 % der deutschen Bevölkerung betroffen sind, kann es zu einer Sauerstoffunterversorgung und Beeinträchtigung von Funktionen der Organe kommen. Blässe, Müdigkeit, Kopfschmerzen, Haarausfall und brüchige Nägel sind die ersten typischen Anzeichen. Als Erwachsener sollten Sie täglich circa 10 bis 15 Milligramm Eisen konsumieren. Dafür eignen sich neben Fleisch und Gemüse auch Kerne, Hülsenfrüchte und Vollkornprodukte.

- Zu guter Letzt sollte die Flüssigkeitszufuhr erwähnt werden. Mindestens 1,5 Liter Wasser am Tag zu trinken wird dringlichst von der Deutschen Gesellschaft für Ernährung empfohlen. Bedenken Sie an heißen Tagen oder bei ausgiebiger körperlicher Aktivität den Flüssigkeitsverlust durch Schwitzen und rechnen Sie auf den Richtwert ruhig noch einen weiteren Liter drauf. Dehydration ist Störfaktor Nummer eins für körperliche und mentale Kapazität! Immerhin besteht der Körper zu 70 % aus Wasser und es ist für fast jeden Ablauf im Organismus mitverantwortlich. In den meisten Regionen Deutschlands hat Leitungswasser nicht nur die beste Qualität, sondern beansprucht außerdem keinerlei Aufwand bezüglich der Verpackung und Transportwege. Anstelle von zuckerhaltigen Eistees, Säften, Schorlen und Softdrinks können Sie für geschmackliche Abwechslung Ihr Wasser besser mit Blättern der Minze, Orangen- oder Zitronenscheiben, Ingwer und weiteren natürlichen Aromen ergänzen. Kräutertees sind ebenfalls eine gute Alternative und haben etliche gesundheitsfördernde Effekte. Nur, um ein paar Beispiele zu nennen: Kamille entgiftet die Nieren und stärkt Ihre Immunabwehr, Pfefferminze reinigt die Leber, Rooibos enthält sogar Vitamine und Ingwer oder grüner Tee regen die Verdauung an.

### Beliebte Ernährungsformen unter Biohackern

### Vegetarisch und Vegan

Nach Datenerhebungen ernähren sich momentan etwa zehn Prozent der deutschen Bevölkerung vegetarisch und mehr als ein Prozent vegan. Vegetarismus lässt sich in verschiedene Abstufungen einteilen. So essen Ovo-Lacto-Vegetarier zwar Eier und Milchprodukte, jedoch weder Fisch noch Fleisch. Ovo-Vegetarier verzichten auf Milchprodukte, Fisch und Fleisch, essen aber Eier. Lacto-Vegetarier essen kein Fleisch, Fisch und Ei, konsumieren dafür aber weiterhin Milchprodukte. Veganer verzichten völlig auf tierische Lebensmittel. Dazu zählen die meisten auch Honig. Dass eine pflanzenbasierte Ernährung viele gesundheitliche Vorteile mit sich bringt, spiegelt sich in vielen wissenschaftlichen Studien wider. Vegetarier und Veganer sind seltener übergewichtig und krank.

Beispielsweise sinkt das Krebsrisiko, dank pflanzlicher Ernährungsweise, laut der amerikanischen Akademie für Ernährung und Diäten um 18 %. Die Wahrscheinlichkeit einer Herzerkrankung verringere sich um 10 % bis 29 %, während sich das Diabetesrisiko sogar um großartige 62 % senken lasse! Allerdings reicht der Verzicht auf Fleisch alleine nicht aus. Auch ein Veganer kann sich ungesund ernähren und es sollte sich weiterhin an den zuvor beschriebenen Empfehlungen orientiert werden, die allgemeingültig bleiben. Oft sind Anhänger dieser Ernährungsformen jedoch eher dazu gezwungen, sich mit der Auswahl ihrer Lebensmittel und den Nährstoffinhalten auseinanderzusetzen, wodurch ein besseres Bewusstsein entsteht.

Vorsicht ist übrigens bezüglich Vitamin B2 und B12 geboten. Es sollte unbedingt auf Mangelerscheinungen geachtet und eventuell ein Bluttest beim Hausarzt durchgeführt werden. Das Gleiche gilt für Eisen. Zur Not können diese Mikronährstoffe jedoch in Form von Nahrungsergänzungsmitteln ganz leicht ersetzt werden. Neben dem moralischen Aspekt, die grauenhafte Massentierhaltung und das Töten unschuldiger Lebewesen nicht zu unterstützen, entscheiden sich viele auch für einen vegetarischen oder veganen Lebensstil, weil es die Umwelt in großen Ausmaßen schützt.

Die für die Erderwärmung verantwortlichen Treibhausgase können durch Vegetarismus um 29 % und durch Veganismus um 50 % verringert werden.

**Paleo-Diät**

Eine weitere Möglichkeit, um ein gesundes Gewicht zu erreichen oder zu halten, sich vitaler zu fühlen und Krankheiten vorzubeugen, stellt die sogenannte Paleo-Diät dar. Insbesondere das Risiko von Stoffwechsel- und Autoimmunerkrankungen wie Diabetes, Akne und Multiple Sklerose soll gesenkt beziehungsweise deren Verlauf positiv beeinflusst werden. Es handelt sich um eine Ernährungsweise, die sich an den Essgewohnheiten unserer Vorfahren orientiert. Daher wird auch häufig der Name "Steinzeiternährung" benutzt. Es wird bewusst auf Getreide und Milchprodukte verzichtet, da angenommen wird, dass der Organismus nicht für die Verstoffwechselung solcher Lebensmittel geeignet ist und es folglich zu Unverträglichkeiten wie Laktose- und Glutenintoleranz komme. Auch Zucker, künstliche Aromen oder ähnliche Zusatzstoffe sind tabu.

**Ketogene Diät/Low-Carb**

Im Rahmen der ketogenen Diät werden entweder nur minimal oder gar keine Kohlenhydrate konsumiert. Stattdessen wird es angestrebt, die Energiezufuhr durch Fette und Proteine zu gewährleisten, um den Organismus in die Ketose zu versetzen. Dabei schaltet der Körper vom Zuckerstoffwechsel auf den Fettstoffwechsel um, da nicht ausreichend Saccharide zur Energiegewinnung bereitgestellt worden sind. So wird aktiv Fett verbrannt und es werden Ketonkörper freigesetzt, die diesem Vorgang seinen Namen verleihen. Ärzte und Experten halten dies zwar zwischendurch für sinnvoll, raten generell aber vor einer Langzeitanwendung ab. Die Ketose ist ein evolutionärer Überlebensmechanismus, der unsere Vorfahren durch Zeiten von Hungersnot gebracht hat und ist ohne Frage effektiv und wertvoll. Für die dauerhafte Versorgung ist dies jedoch nicht vorgesehen und kann zu ernsthaften Organschäden, unter anderem des Gehirns, führen. Beliebt ist die Ernährungsform hauptsächlich für die Tatsache, dass schnell Gewicht verloren werden kann.

Die drei Ernährungsformen haben, genau wie viele weitere, gute und erwiesene Ansätze, funktionieren jedoch nicht für jeden und erfordern es weiterhin, sich mit Nährstoffen und der Qualität von Lebensmitteln auseinanderzusetzen, um wirklich gesund und effektiv zu sein.

**Der Körper weiß was er braucht**

Unabhängig von allen Diätvorschlägen und Empfehlungen von Ernährungsexperten besitzen wir einen natürlichen Instinkt. Leider haben die meisten sich so weit von ihm entfernt, dass die Kommunikation mit ihm neu erlernt werden muss. Wenn wir uns wieder für die Signale des Körpers sensibilisieren und sie zu interpretieren wissen, laufen wir weniger Gefahr, Ungesundes und über das nötige Maß hinaus zu essen. Es kann also durchaus Sinn machen, Abstand von den Ernährungspyramiden, Kalorientabellen und Meinungen der Medien zu nehmen und wieder mehr in sich zu hören. Dabei müssen Sie jedoch ehrlich mit sich selbst sein. So fängt es schon beim Hungergefühl an. Oft essen wir gar nicht, weil wir wirklich hungrig sind und Energie brauchen, sondern aus den verschiedensten anderen Gründen.

Augenhunger beschreibt beispielsweise das Phänomen, dass wir einen Nachtisch noch irgendwie in uns zwängen, ganz einfach aus dem Grund, dass es so appetitlich aussieht. Ähnlich ist es mit Gerüchen oder wenn einem das Wasser alleine bei der Vorstellung, wie die Schokolade auf der Zunge zerschmilzt, im Munde zusammenläuft. Besonders häufig verspüren wir auch Geist- und Herzhunger. In stressigen oder emotionalen Situationen bietet Essen Komfort und Flucht. Hierbei kommt es besonders häufig dazu, dass über das Sättigungsgefühl hinaus bis zur Erschöpfung gegessen wird und sich letztendlich Frustration wegen des unkontrollierten Verhaltens einstellt.

Es ist jedoch völlig verständlich, dass wir Essen mit Wohlbefinden assoziieren. Schließlich bringen wir es seit der Geburt mit Zuneigung und Sicherheit in Verbindung. Es kann jedoch krankhafte Ausmaße annehmen und in emotionalen Verstrickungen enden, aus denen Sie nur mit Selbstbeobachtung und Disziplin wieder herauskommen. Hauptmerkmal für emotionalen Appetit ist das Verlangen nach einem spezifischen Lebensmittel. Bei dem wirklichen Hunger wären Sie nicht so wählerisch, weil es in erster Linie um die Energiegewinnung geht. Es kann helfen, im Voraus Ausweichmöglichkeiten für den Fall von drohenden Heißhungerattacken oder Essen aus Langeweile zu entwickeln. Denkbar sind alle Ablenkungen von Gartenarbeit über Meditation oder kreative Tätigkeiten bis zum Lesen und einem Wellnesstag. Versuchen Sie, sich auf eine andere Art und Weise Komfort zu verschaffen oder greifen Sie im Notfall zu gesunden Snacks wie Gemüse-Rohkost mit Hummus- oder Avocado-Dip, Nüssen, Beeren und Ähnlichem. Bereits beim Einkaufen sollten Sie vorausschauend wählen. Darüber hinaus kann es bei Heißhungerattacken helfen, sich die Zähne zu putzen oder ein bis zwei Esslöffel Apfelessig in ein Glas Wasser zu geben und damit seinen Appetit zu verringern.

Oft verwechseln wir den Bedarf zu essen auch mit Dursthunger. Dieser kann in der Regel schon mit einem großen Glas Wasser gestillt werden. Der erste Schritt ist also, seinen Hunger zu hinterfragen. Haben Sie aus einem anderem Grund Appetit oder handelt es sich wirklich um biologischen Hunger der Zellen, die neuen Treibstoff brauchen? Zeichen, die der Körper einem in diesem Fall schicken würde, wären unter anderem ein knurrender Magen, Schwächegefühl und Kopfschmerzen. Außerdem ist es nicht nur wichtig, wann und was, sondern vor allem auch wie gegessen wird. Erinnern Sie sich an das Prinzip von Achtsamkeit? Auch während des Essens sollten Sie sich darin trainieren, geistig anwesend zu bleiben, um verschiedenste Signale Ihres Körpers besser wahrnehmen zu können. Dazu gehört das Sättigungsgefühl, zudem aber auch Faktoren wie das Energieniveau und das Gefühl nach einer Mahlzeit. Um achtsam zu essen, gilt es die folgenden Richtlinien zu befolgen:

- Räumen Sie sich Zeit zum Essen ein. Ein Brötchen to go auf dem Weg zum Büro während des Laufens in sich zu schlingen, macht es offensichtlich unmöglich mit dem Körper in Verbindung zu bleiben und seine Reaktionen auf die Mahlzeit zu beobachten.
- Ablenkungen sollten möglichst vermieden werden. In Gruppen ist es sinnvoll, emotional geladene Gespräche auf einen späteren Zeitpunkt zu verschieben. Bei Aufregung kann einem sowohl der Appetit vergehen als auch Frustessen hervorgerufen werden.
- Fallen Sie nicht sofort über Ihre Mahlzeit her. Richten Sie diese schön an, das Auge isst bekanntlich mit. Nehmen Sie den Geruch wahr und lassen Sie sich ein paar Sekunden Zeit, um einen Zustand von Achtsamkeit zu erreichen.
- Auch beim Kauen sollten sie es nicht zu eilig haben. Am besten ist es sogar, wenn Sie so lange kauen bis der Nahrungsbrei fast flüssig ist. Die Verdauung fängt nämlich bereits im Mund durch die Enzyme im Speichel an und folglich kann die Zellsättigung früher eintreten. Es wird außerdem Verstopfungen vorgebeugt und Sie können sich intensiv auf das Geschmackserlebnis einlassen. Das Besteck während des Kauens abzulegen, ist hilfreich.
- Legen Sie ruhig eine Pause ein, um zu beobachten, ob Sie noch hungrig sind. Bedenken Sie, dass das Sättigungsgefühl in der Regel erst zwanzig Minuten nach der Nahrungsaufnahme so richtig einsetzt.
- So wird Essen wieder zu einem Genuss statt einem Zwang und bietet eine angenehme Pause während eines vollgepackten Tages. Ihr Verdauungssystem kann die Nährstoffe auch viel besser aufnehmen, wenn Sie entspannter bei der Nahrungsaufnahme sind. Am besten bleiben Sie noch ein paar Minuten nach dem Essen sitzen. Diese Zeit können Sie nutzen, um zu protokollieren aus welchen Lebensmitteln

Ihre Mahlzeit bestand, zu welchem Zeitpunkt Sie gegessen haben, in welcher Stimmung Sie waren und wie Sie sich im Nachhinein fühlen.

**Zurück zu den Wurzeln mit intermittierendem Fasten**

Auf der Reise zurück zu einem natürlich motiviertem Essverhalten kann Ihnen außerdem eine weitere Ernährungsform behilflich sein. Intervallfasten ist nicht nur unter Biohackern in aller Munde. Der Trend wird reichlich in den Medien thematisiert, von Ernährungsexperten und Ärzten gelobt und findet immer mehr Anhänger. Viele von ihnen haben in erster Linie das Ziel, Gewicht zu reduzieren. Im Gegensatz zu all den Kurzzeitdiäten, die meist Verzicht oder Kalorienberechnungen voraussetzen, liegt großes Potential im intermittierenden Fasten, um langfristig abzunehmen und den Jo-Jo-Effekt zu vermeiden. Dies ist in Anbetracht der weiteren zahlreichen gesundheitsfördernden Auswirkungen, die zunehmend auch anhand von wissenschaftlichen Studien bewiesen werden können, jedoch nur ein positiver Nebeneffekt. Nicht nur für die Verdauungsorgane, sondern für den gesamten Organismus sind die regelmäßigen Nahrungspausen gewinnbringend. Die Annahme, Heilungs- und Reinigungsprozesse durch Fasten seien bloß Wunschvorstellungen der Naturheilkunde und Religionen, gehört längst der Vergangenheit an. Allerdings können herkömmliche Kuren, wie sie im nächsten Abschnitt vorgestellt werden, oftmals so intensiv sein, dass ein temporärer Ausstieg aus dem Alltag erforderlich wird. Dahingegen ist Intervallfasten zur lebenslangen Anwendung gedacht. Die Umstellung des Essverhaltens soll zur neuen Normalität werden, weswegen die Vereinbarkeit mit den täglichen Anforderungen unerlässlich ist.

Unter Fasten versteht man den vollständigen oder auf ausgewählte Lebensmittel beschränkten Verzicht auf Nahrung über einen gewissen Zeitraum. Dementsprechend fastet jeder von uns bereits im Intervall. Immer wenn wir nach ein paar Stunden Karenz wieder etwas essen, brechen wir das Fasten. Daher stammt auch der Ausdruck "breakfast" für Frühstück im englischen Sprachgebrauch. Jedoch machen wir uns diese sich miteinander abwechselnden Intervalle für gewöhnlich überhaupt nicht bewusst. Außerdem ist die Dauer der Fastenzeiten nicht lang genug, um die gewünschten Effekte zu erzielen. Zu beobachten ist sogar die Tendenz, dass die Abstände zwischen den Mahlzeiten immer kürzer gehalten werden. Die Konsequenz: Der Organismus ist andauernd mit Verdauung beschäftigt und kommt letztendlich doch nicht gegen die Mengen zugeführter Nährstoffe an.

Hier greift das Prinzip des Intervallfastens. Nahrungsaufnahme ist dann nicht mehr zu jeder beliebigen Zeit und nur aus Langeweile oder einer Laune heraus möglich. Phasen des uneingeschränkten Essens wechseln sich ständig mit bewusst erlebten Fastenperioden ab. Letztere werden so lang gehalten, dass das Verdauungssystem sich schonen kann und der Körper endlich Zeit findet, sich anderen Funktionen zu widmen.

Zu Grunde liegt die Imitation früherer Lebensverhältnisse und den daraus resultierenden, für den Körper Vorteil bringenden, Bewältigungsmechanismen. Unsere Vorfahren hatten nicht rund um die Uhr Zugang zu Essen, sodass längere Nahrungsabstinenz völlig normal war. Wenn wir Hunger wieder ganz bewusst erfahren und feststellen wie häufig er gar nicht biologisch bedingt ist, können alte Gewohnheitsmuster durchbrochen werden. Wir wissen Nahrungsaufnahme wieder wertzuschätzen und erkennen den eigentlichen Nutzen. Die exakte Dauer hängt von der ausgewählten Methode ab:

- Nach ungefähr zwölf Stunden beginnen sich die gewünschten Wirkungen zu entfalten. Aus diesem Grund stellt das 12:12-Fasten eine Art Basisschema dar, um aktiv Verantwortung für die eigene Gesundheitsförderung zu übernehmen. Die beiden Zahlen beschreiben die Stunden der beiden Intervalle. So würden auf zwölf Stunden des

Essens also immer zwölf Stunden des Fastens folgen. Auch Ihre Nachtruhe wäre in der Fastenperiode mit inbegriffen. Das heißt, Sie könnten beispielsweise jeden Tag ausschließlich von neun Uhr morgens bis neun Uhr abends essen. Dies sollte eigentlich für jeden umsetzbar sein und bietet die ideale Einstiegsmöglichkeit für Einsteiger beim Fasten.

- Mit zunehmender Erfahrung und Eingewöhnung sollte die Phase des Verzichts jedoch schrittweise weiter ausgedehnt werden, da die 12:12-Methode wirklich nur eine Mindestanforderung ist und Erfolge nicht deutlich bemerkbar sein werden. Die populärste Variante ist die 8-Stunden-Diät, oder auch das 16:8-Intervallfasten genannt. Ein Großteil der Anhänger konnte sich dank des Bodybuilders Martin Berkhan für das sechzehnstündige Fasten begeistern. Seine Leangains-Methode kombiniert die Methode mit Kraftsport und Muskelaufbau. Wann die achtstündige Essensphase eingelegt wird, wäre ganz Ihnen überlassen. Ob Sie nun das Frühstück etwas hinauszögern und beispielsweise von 11Uhr bis 19 Uhr Nahrung zu sich nehmen, oder zu den Frühaufstehern gehören und dementsprechend lieber von 9 Uhr bis 17 Uhr essen möchten, hängt vor allem von persönlichen Präferenzen und Ihrem Tagesablauf ab.
- Im Prinzip stehen Ihnen alle möglichen Abwandlungen von 16:8 bis 21:3 zur Auswahl. Das 20:4-Intervall wurde von Ori Hofmekler als Krieger-Diät genauer beschrieben. Doch auch wenn für die anderen Zeitfenster keine definierten Konzepte existieren, können diese genauso gut funktionieren. Allerdings ist umso mehr Vorsicht geboten, je kürzer die Essensphasen gehalten werden, damit weiterhin eine ausreichende Nährstoffversorgung gewährleistet ist.
- Darüber hinaus gibt es noch Intervalle, die sich nicht aus Stundeneinheiten, sondern aus vollen Tagen zusammensetzen. Insbesondere für Berufstätige im Schichtdienst können diese eine geeignete Alternative bieten, da eine stündliche Routine bei wechselnden Schlaf-Wach-

Phasen nur sehr schwer umsetzbar ist. So würde bei der 5:2-Methode nach Dr. Michael Mosley zwar an fünf Tagen völlig normal gegessen werden. Dafür würde an den restlichen zwei Tagen in der Woche vollständig gefastet werden. Damit der Körper sich an einen Rhythmus gewöhnen kann, ist es sinnvoll, fixe Wochentage festzulegen. Sie sollten außerdem nicht unmittelbar aufeinanderfolgen, sodass es nicht zu bedenklichen Nebenwirkungen kommt. Oft wird sich für den Montag und Donnerstag entschieden, quasi vor und nach dem Wochenende, an dem gerne mal etwas über das nötige Maß hinaus gegessen wird.

- Eine weitere Option bietet das Alternate-Day-Prinzip, im Rahmen dessen an jedem zweiten Tag gefastet wird. Das könnte zum Beispiel bedeuten, dass wenn am Montag normal gegessen wird, die Fastenperiode nach dem Abendbrot bis zum Frühstück am Mittwochmorgen gehalten werden würde. Insgesamt kämen Sie somit auf ungefähr 36 Stunden Fastenzeit, welche nach dem Abendbrot am Mittwoch dann wieder von vorn beginnen würde.

Unabhängig von dem Intervall, für das Sie sich schlussendlich entscheiden, ist es wichtig zu verstehen, dass es sich vielmehr um Richtlinien als starre Gesetze handelt. Da die externen, körperlichen und mentalen Gegebenheiten des Lebens von Tag zu Tag variieren, ist es nötig, flexibel und reaktionsfähig zu sein. Ein gewisses Maß an Disziplin ist zwar gerade für Neueinsteiger essentiell, um überhaupt die Möglichkeit zu haben, sich an die neue Ernährungsweise zu gewöhnen. Allerdings würde ein zwanghaftes Einhalten auf die Minute genau schnell zu einem Motivationsverlust führen, weswegen die Zeitfenster bei Bedarf durchaus etwas verschoben werden dürfen. Beim 16:8-Fasten könnte das zum Beispiel bedeuten, mal nicht auf die volle Fastenzeit zu kommen und trotzdem Profit für den Körper zu erzielen. Bei mehr Kapazität können sie andersherum auch mal eine Herausforderung eingehen, indem Sie die nächste Mahlzeit noch etwas herauszögern. Intervallfasten soll zwar die neue Normalität werden,

Ausnahmen wie Stresssituationen, Feiertage und vor allem Krankheitsfälle dürfen jedoch eine Ausnahme darstellen. Vielmehr sollte Wert auf ein intuitives und achtsames Essen gelegt werden, bei dem Sie sich aufgrund von Regeln nicht selbst schaden.

Obwohl sich streng genommen nur der Zeitpunkt der Nahrungsaufnahme ändert und es in den Medien oft heißt, es wäre egal was während der Essensphasen gegessen wird, sollte die Qualität der Nahrung ebenfalls nicht zu kurz kommen. Um die Effekte zusätzlich zu unterstützen, ist es äußerst ratsam, sich an den allgemeinen Empfehlungen bezüglich einer gesunden Ernährung zu orientieren. So muss der Körper nicht immer wieder Schäden beheben.

Vielleicht fragen Sie sich, wie genau dies nun eigentlich vonstattengeht und welche Vorteile sich wissenschaftlich erwiesen dadurch für Sie ergeben würden. Erinnern Sie sich an die Umstellung des Zuckerstoffwechsels auf den Fettstoffwechsel, die im Rahmen der ketogenen Diät erklärt wurde. Dieses Phänomen tritt auch beim Fasten auf. Neben Glukose eignen sich nämlich auch Ketonkörper, vor allem für das Gehirn, hervorragend als Energielieferant. Diese werden aus Zellen im Fettgewebe gebildet, sodass unerwünschte Polster, beginnend am Bauch, quasi von innen heraus zerfressen werden und schwinden. Die Gesundheit kann auf diese Weise bereits gefördert werden, wenn Normalgewicht erreicht oder gehalten werden kann. Denn wie Sie bereits erfahren haben, ist Übergewicht nicht nur kosmetisch für viele ein Dorn im Auge. Erkrankungen des Herz-Kreislaufsystems, insbesondere Herzinfarkt und Schlaganfall, wird zusätzlich durch eine Verbesserung der Blutwerte vorgebeugt. Probanden einer Studie in Chicago wiesen nach regelmäßigem Intervallfasten einen geringeren Anteil des LDL-Cholesterins auf, während das wichtige HDL-Cholesterin anstieg.

Außerdem kann sich der Zuckerstoffwechsel endlich erholen.

Normalerweise sind nämlich Unmengen von dem Hormon Insulin nötig, um Glukose in die Körperzellen zu schleusen. Das fällt bei der Umstellung auf den Fettstoffwechsel jedoch weg, sodass bereits nach wenigen Wochen ein um 20-30 % verringerter Insulinspiegel im Vergleich zu den erfassten Werten vor der Anwendung intermittierenden Fastens beobachtet werden konnte.

Das ist hinsichtlich der Prävention von Diabetes relevant. Der Rückgang der Insulinproduktion hat weitere Vorteile: Entzündungen können eher abklingen oder gar nicht erst auftreten. Darüber hinaus kann Leptin besser gebildet werden, das Sättigungsgefühle hervorruft und dementsprechend Völlerei verhindern kann. Entgegen den Erwartungen vieler kann durch Intervallfasten ganz ausgezeichnet Muskelmasse aufgebaut werden. Das hängt damit zusammen, dass das Wachstumshormon HGH, ausgeschrieben Human Growth Hormone, vermehrt gebildet wird. Teilweise wird es auch Anti-Aging-Hormon genannt, da es die Knochen stärkt, Hirnleistungsfähigkeit fördert und sogar eine äußerlich sichtbare Verjüngung hervorruft.

So können die Lebensspanne verlängert sowie die Lebensqualität durch weniger einschränkende Alterserscheinungen erhalten werden. Zusätzlich werden größere Mengen des Nervenwachstumsfaktors BDNF ausgeschüttet. Aus evolutionärer Sicht haben die dadurch resultierenden Zustände von Wachsamkeit und Konzentration beim Finden von neuer Nahrung geholfen. Heutzutage würde es für Sie nicht nur eine geringere Anfälligkeit für neurologische Krankheiten wie Morbus Parkinson und Alzheimer bedeuten, zusätzlich könnten Sie sich auch höhere Level an Kreativität und Wahrnehmung zu Nutze machen. Gleichzeitig wird im Dünndarm, und zwar nur wenn er leer ist, der Glücksbotenstoff Serotonin gebildet, wodurch echte Euphorie erlebt werden kann. Dies ist ein weiterer Trick des Körpers, um Hungerphasen besser überstehen zu können und motiviert für die Jagd zu bleiben. Ein Mangel ist oft die zu Grunde liegende Ursache für Depressionen oder andere psychiatrische

Erkrankungen. Eine schädliche Wirkung durch Intervallfasten konnte bislang nur in Hinblick auf Tumorzellen, die eventuell zu Krebs mutieren könnten, festgestellt werden. Da diese sich fast ausschließlich von Zucker ernähren, erleiden sie im Rahmen des Fettstoffwechsels nämlich den natürlichen Zelltod. Sie merken also bereits, dass es wirklich enorm viele Vorteile hat, bewusste Nahrungspausen einzulegen.

Doch wie gestalten sich diese nun eigentlich beim Intervallfasten? Darf wirklich überhaupt nicht gegessen werden? Welche Getränke sind weiterhin erlaubt, ohne dass die angestrebten Prozesse im Organismus unterbrochen werden? Streng ausgelegt sollten tatsächlich gar keine Kalorien aufgenommen werden. Ein paar Ausnahmeregelungen gibt es jedoch. Dass dazu auch Kaffee gehört, kommt vielen entgegen, die nicht auf ihr morgendliches Ritual zum Wachwerden verzichten wollen. Allerdings sollten weder Zucker noch Milch hinzugegeben werden. Schwarzer Kaffee kurbelt den Fettstoffwechsel aber sogar zusätzlich an und hemmt die Produktion von Ghrelin.

Bei Ghrelin handelt es sich um das Hormon, welches für Hunger verantwortlich ist, somit ist Kaffee ein effektiver Appetitzügler. Für etwas Geschmack können trotzdem andere Zusätze verwendet werden, um einen sogenannten "Bulletproof Coffee" zuzubereiten. Diesen Begriff hat sich der berühmte Biohacking-Anhänger Dave Asprey auf Grundlage eines traditionellen tibetischen Tees ausgedacht. Die Idee dahinter ist, circa zwei Löffel Butter in den Kaffee zu mischen. Dadurch werden keine Kohlenhydrate aufgenommen, sodass kein Insulin ausgeschüttet werden muss und viele positive Vorgänge im Fastenmodus nicht unterbrochen werden. Jedoch wird sich Fett, neben dem anregenden Effekt des Koffeins, als zusätzlicher Energielieferant zu Nutze gemacht. Ob Sie im Intervall fasten oder nicht, ein Bulletproof Coffee eignet sich prima als Frühstücksersatz, um in den Tag zu starten und kann Ihre Leistungsfähigkeit enorm erhöhen. Noch besser als Butter eignet sich übrigens Kokosnuss-Öl. Zimt kann ebenfalls zu einem ausgezeichneten Aroma beitragen und gleichzeitig die

Fettverbrennung unterstützen. Der natürliche Süßstoff Stevia ist, im Gegensatz zu den künstlichen Varianten wie Saccharin und Aspartam in Diätgetränken, in der Fastenperiode auch erlaubt.

Sie sollten außerdem noch genauer auf eine ausreichende Flüssigkeitszufuhr achten, da ein großer Teil für gewöhnlich über die Nahrung aufgenommen wird. Trinken kann ebenfalls dem anfänglichen Hunger entgegenwirken. Logischerweise sind neben Wasser jedoch nur kalorienfreie Tees erlaubt. Falls zu starke Nebenwirkungen auftreten, sollten Sie handeln. Kopfschmerzen, Abgeschlagenheit oder sogar Schwindelgefühle sind ernst zu nehmen und es macht Sie nicht zu einem Versager, wenn Sie dann essen. Wichtig ist, dass Sie weiterhin bewusst bleiben und nicht komplett aufgeben. Beeren, eine Handvoll Nüsse oder selbstgemachte Gemüsebrühe können bereits Wunder wirken, sodass man sich keine fettigen Fast-Food-Gerichte bestellen muss.

### Körper und Geist durch Fasten stärken

Menschen fasten seit Anbeginn der Zeit in den verschiedensten Formen und aus unterschiedlichen Beweggründen heraus. So ist Fasten in allen großen Religionen verankert. Gläubige streben eine intensivere Verbindung zu ihrem Gott und sich selbst durch den Entzug äußerer Reize an. Außerdem sollen Sünden beglichen und Habgier reduziert werden. Im Christentum hat sich das 40-tägige Fasten vor Ostern bis heute durchgesetzt. Allerdings wird nicht mehr zwingend auf Nahrung, sondern oft auch auf andere Konsumgüter verzichtet. Im Rahmen der Aktion “Sieben Wochen ohne…” der evangelischen Kirche verkneifen sich zum Beispiel immer mehr Menschen den Konsum von Fleisch, Zigaretten, Alkohol, Süßigkeiten, Plastik, dem Auto oder Smartphone. Besonders relevant ist Fasten im Islam. Jedes Jahr fordern sich Muslime der ganzen Welt während des Fastenmonats Ramadan selbst heraus und erproben ihre Willensstärke. Solange die Sonne scheint, dürfen weder Nahrung noch Getränke und

Zigaretten zu sich genommen werden und Geschlechtsverkehr ist ebenfalls tabu. Nach dem Sonnenuntergang wird das Fasten mit Familie und Freunden gebrochen. Ramadan ist strikte Vorschrift und muss bei Versäumnissen sogar nachgeholt werden. Darüber hinaus wird es im Koran ebenfalls empfohlen, montags und donnerstags Fastentage einzulegen. “Teuflischen” Versuchungen zu widerstehen, ist auf jeden Fall eine sinnvolle Übung, die in allen möglichen Bereichen des Lebens zum eigenen Vorteil genutzt werden kann. Die Erfahrung von Stärke zum Verzicht lässt sich dann auf andere Situationen übertragen, um selbstschädigende Verhaltensmuster hinter sich zu lassen.

Die Idee des therapeutischen Fastens zur Bekämpfung oder Prävention von Krankheitsleiden ist ebenfalls uralt. Spätestens im fünften Jahrhundert vor Christus hat der Vater der Medizin, Hippokrates von Kos, es ins Leben gerufen. Er riet seinen Patienten bereits zu dieser Zeit dazu, manche Symptome eher durch Fasten als mit Arznei zu lindern. Aufgrund des natürlichen Appetitverlusts im Falle einer Erkrankung war dies für viele ein einleuchtender Ansatz. Auch hinsichtlich mentaler Ausgeglichenheit und einer stabilen Zufriedenheit haben die griechischen Philosophen den Wert des Fastens schon früh erkannt. Mehrere Pioniere wie Plato und Aristoteles unterzogen sich regelmäßig freiwilligen Fastenkuren, um ihre kognitiven Fähigkeiten zu erweitern und um zu lernen, glücklich mit dem Nötigsten zu sein.

Obwohl es immer Ärzte gab, die dies aufgriffen und in vereinzelten Fachkliniken anwendeten, haben die Fortschritte der Pharmaindustrie therapeutisches Fasten lange Zeit aus den Lehren der Allgemeinmedizin verdrängt. Einige haben sich jedoch trotzdem über die Jahre bewährt und nun, wo die Wissenschaft beginnt die positiven Effekte genauer zu erforschen, werden sich höchstwahrscheinlich noch weitere Einrichtungen etablieren.

Selbst im privaten Bereich fasten bis heute viele Menschen aus eigener Motivation heraus. Auch Biohacker sehen großes Potential in der Herausforderung. Besonders beliebt ist das Heilfasten nach Dr. Otto Buchinger. Dieser hat die Aktivierung von körpereigenen Heilungsfähigkeiten im Rahmen seiner Rheumaerkrankung selbst erlebt und daraufhin 1920 eine spezialisierte Klinik errichtet. Sie wird mittlerweile in der vierten Generation von seiner Familie geleitet. Bei seiner Methode werden eine Woche lang nur Wasser, Tee und Brühe getrunken. Es ist üblich, den Darm vor dem eigentlichen Fasten intensiv zu reinigen. So sollten zwei Entlastungstage geplant werden, an denen nur Rohkost gegessen und der Darm mit Abführmitteln wie Glaubersalz gereinigt wird. Heilfasten ist besonders effektiv und auch eine sehr intensive Erfahrung, die in der Regel einen Ausstieg aus dem Alltag und Berufsleben erfordert.

Besonders wichtig ist auch das Fastenbrechen. Es wird zu Suppen oder frischen Smoothies geraten, die dann überraschenderweise sogar besser denn je schmecken und schnell satt machen. Eine sanftere Methode ist eine Suppenkur. Während dieser dürfen maximal drei warme Haferflocken- oder Gemüsesuppen am Tag gegessen werden. Eine weitere Alternative bietet die Enthaltung jeglicher Nahrung, außer Obst und Gemüse. Dabei wird der Körper weiterhin mit Vitaminen und Ballaststoffen versorgt. Um sich ein hastiges Essverhalten abzugewöhnen, schwören viele auf die Fastenart nach Dr. Xaver Mayr. Es werden ausschließlich Milch und Semmeln gegessen. Dreimal am Tag wird das Brot in kleine Stücke geschnitten. Jedes einzelne wird dann mit einem Löffel Milch so lange gekaut bis es flüssig ist. Die Auswahl an verschiedenen Möglichkeiten des Fastens ist unerschöpflich. Entgegen den Erwartungen ist es dem Körper durchaus möglich, längere Zeit vollständig oder auf bestimmte Nahrungsmittel zu verzichten. Am besten überzeugen Sie sich mit einer Variante Ihrer Wahl selbst davon!

## ETWAS BEWEGEN DURCH BEWEGUNG

Eine bewusste Ernährung ist Grundvoraussetzung für einen gesunden Körper und Geist. Doch mindestens genauso wichtig ist es, in Bewegung zu bleiben. Unsere Vorfahren sind körperlich viel aktiver gewesen. Mittlerweile haben wir uns ein ungesundes Maß an Bequemlichkeit durch moderne Transportmittel und mehr sitzende Tätigkeiten angewöhnt. Viele betrachten Sport eher als Qual. Dabei kann es so viel Spaß machen, wenn man die richtige Sportart für sich gefunden hat! Dass sämtliche Krankheitsrisiken sinken, man sich vitaler und leistungsfähiger fühlt und zudem mehr Frische und Lebensfreude ausstrahlt, wenn man sportlich aktiv ist, ist kein Geheimnis. Es hilft außerdem ungemein dabei, Stress zu reduzieren und einen Ausgleich zu einem anstrengenden Alltag zu schaffen.

Ein überteuertes Fitnessstudio oder Leistungssport müssen es gar nicht zwingend sein. Mit einem Freund oder einer Freundin schwimmen oder laufen zu gehen, mal zu lauter Musik durch die Wohnung zu tanzen, mehr Besorgungen mit dem Fahrrad oder zu Fuß zu erledigen oder öfters die Treppen, statt einen Fahrstuhl zu nehmen, machen bereits große Unterschiede. Nicht nur Fitnessarmbänder wie ein Fitbit, sondern auch viele kostenlose Smartphone-Apps können Ihnen durch Aufzeichnung der täglich gelaufenen Schritte übrigens einen guten Überblick darüber geben, inwiefern Sie sich im Alltag ausreichend bewegen. Die Weltgesundheitsorganisation rät dazu, als Erwachsener jeden Tag 10.000 Schritte zu gehen. Wer einem engen Terminplan unterliegt, kann eine halbe Stunde früher aufstehen, um sich etwas zu bewegen. Joggen ist kostenlos und dank der frischen Luft der perfekte Wachmacher. YouTube ist außerdem voll von angeleiteten Workouts, die unter 20 Minuten und trotzdem effektiv sind. Legen Sie sich die Sportklamotten und -schuhe schon vor dem Schlafengehen raus oder bereiten Sie die Sportmatte und Hanteln vor, um mehr Motivation am Morgen aufbringen zu können.

Unter Biohackern sorgt vor allem das HIIT für viel Begeisterung. Kein Wunder bei all den positiv ausfallenden Forschungsergebnissen. HIIT soll vor allem für die kardiovaskuläre Fitness förderlich sein, da das Herz immer wieder zur maximalen Leistung provoziert wird. Auch der Stoffwechsel wird enorm angeregt. Muskelaufbau und Ausdauertraining werden so miteinander kombiniert, dass viel Zeit gespart wird. HIIT steht für High Intensity Interval Training. Intervalle intensiver Belastung wechseln sich mit Phasen der Erholung ab. Eine Einheit ist in der Regel nicht länger als 30 Minuten und pro Woche genügen zwei bis drei Workouts vollkommen. HIIT setzt sich für gewöhnlich aus vier Sets zusammen. Nach vier Minuten hohen Intensitätstrainings folgen drei Minuten weniger intensive Aktivitäten wie Dehnungen. Das wären nur 16 Minuten insgesamt. Eine weitere Variante ist die 10-by-1-Übung. Zehnmal wird für eine Minute lang intensiv geübt und zwischendurch werden einminütige Pausen gemacht. Die meisten Übungen können Sie sogar ohne Equipment in Ihrem Wohnzimmer, im Garten, Park oder an anderen Orten Ihrer Wahl durchführen:

- Burpees - Springen Sie aus dem aufrechten Stand heraus in eine Liegestütz-Position und führen Sie hier einen Liegestütz aus. Kommen Sie dann mit Schwung wieder zum Stehen und machen Sie von hier aus einen Strecksprung in die Luft.
- Hampelmänner - Hampelmänner eignen sich nicht nur gut für ein Ausdauer- sondern auch Aufwärmtraining.
- Squats mit Strecksprung - Aus dem hüftbreiten Stand gehen Sie für eine Kniebeuge in die Hocke. Von hier springen Sie mit aller Kraft in die Höhe und strecken Sie sich so weit wie möglich.
- Squats mit Kick - Fangen Sie wieder mit einer Kniebeuge an und halten Sie die Hände hinter Ihrem Kopf. Diesmal kicken Sie mit einem Bein so hoch wie möglich nach vorne in die Luft, wenn Sie sich mit Schwung aus der Hocke aufrichten. Das gleiche Prinzip lässt sich auch mit einem Kick zur Seite umsetzen.

- Mountain-Climber - Nehmen Sie zuerst die Plank-Position ein, in der Sie sich mit durchgestreckten Armen auf den Händen und Zehen abstützen und Ihren Körper in einer geraden Linie wie ein steifes Brett anspannen. Sobald Sie hier Stabilität gefunden haben, ziehen Sie abwechselnd die Beine zur Brust.
- Planken und Drehen - Aus der Plank-Position können Sie sich außerdem abwechselnd in eine Richtung drehen und Ihr Körpergewicht auf nur eine Hand verlagern, um die Arme zusätzlich zu stärken.
- Diagonal-Crunch - Auf dem Rücken liegend heben Sie erst die Beine vom Boden und verschränken die Arme hinter dem Kopf. Dann ziehen Sie ein Bein zum gegenüberliegenden Ellenbogen und wechseln anschließend die Seiten.
- Brücke - Legen Sie sich auf den flachen Rücken und heben Sie den Po dann mehrmals vom Boden oder der Trainingsmatte. Steigern können Sie die Intensität, wenn Sie abwechselnd ein Bein zur Brust ziehen, wenn Ihr Gesäß angehoben ist.
- Knie anziehen - Versuchen Sie so schnell und hoch wie möglich, Ihre Knie abwechselnd aus dem aufrechten Stand in die Höhe zu ziehen.

Um zu starken Muskelkater zu vermeiden, sollten Sie versuchen, möglichst abwechslungsreiche Übungen durchzuführen und verschiedene Muskelgruppen zu beanspruchen. Es ist außerdem wichtig, dass Sie nach dem Training viel Wasser trinken, damit sich Ihre Muskelmasse besser regenerieren kann.

Am meisten sind Menschen, die beispielsweise im Büro arbeiten und aufgrund ihrer beruflichen Tätigkeit viel am Schreibtisch sitzen, von Bewegungsmangel betroffen. Die Muskeln werden infolgedessen erlahmen, wenn nicht mit ausreichend Sport dagegen angegangen wird. Durch langes Sitzen kommt es außerdem zu Muskelverspannungen, die eine krumme Körperhaltung begünstigen. Auf Dauer kann es dadurch sogar zu Verletzungen der Wirbelsäule oder chronischen Schmerzen im Rücken- und Nackenbereich kommen. Es ist daher enorm wichtig, die neutrale Position der Wirbelsäule im Alltag stets wiederherzustellen. Präventiv können Sie dies im Stand üben. Drücken Sie Ihre Füße dafür fest auf den Boden, um Stabilität zu haben. Spannen Sie das Gesäß an und ziehen Sie Ihren Brustkorb mit der Ausatmung nach unten. Aktivieren Sie Ihre Bauchmuskeln und halten Sie den Kopf in einer neutralen Position. Ihre Ohren sollten eine gerade Linie mit den Schultern bilden.

Stellen Sie sich dann vor, jemand würde Ihren Kopf nach oben ziehen. Ermahnen und korrigieren Sie sich immer selbst, wenn Sie feststellen, dass Sie den Rücken nicht mehr gerade halten. Mit der Zeit wird die zuständige Bauch- und Rückenmuskulatur gestärkt, sodass Ihre Wirbelsäule automatisch seltener in sich zusammenfallen wird. Auch Bürogymnastik für kurze Pausen eignet sich, um Verspannungen vorzubeugen und die Konzentrationsfähigkeit zu steigern. Ihre Kollegen werden vielleicht erst mal einen Witz daraus machen, doch wer zuletzt lacht, lacht am besten!

- Setzen Sie sich gerade auf einen Stuhl und lehnen Sie Ihren Rücken an die Lehne an. Nun fassen Sie sich selbst um die Hände, als würden Sie sich die Hand geben wollen und strecken Sie Ihre Arme nach vorne aus. Mit der nächsten tiefen Einatmung heben Sie die Arme senkrecht in die Höhe und lehnen Sie sich noch weiter nach hinten. In dieser Position nehmen Sie drei bis vier lange Atemzüge. Beim Ausatmen können Sie die Arme wieder sinken lassen und die Übung nach einer kurzen Entspannungspause noch ein paarmal wiederholen. Dadurch werden vor allem der vordere Schulterbereich und die Atemmuskulatur gedehnt. Auch die Wirbelsäule wird aktiv gestreckt.
- Eine weitere gute Übung ist es, sich im Sitzen langsam nach vorne zu beugen, bis der Oberkörper vollständig auf den Oberschenkeln

aufliegt. Sie sollten dabei jedoch entspannt sein und sich nicht anstrengen. Runden Sie Ihren Rücken zu einem Katzenbuckel und lassen Sie den Kopf und Nacken locker hängen. Greifen Sie von hier aus nach Ihren Fußknöcheln und intensivieren Sie die Dehnung durch einen sanften Zug weiter nach unten. Atmen Sie in dieser Position für etwa 20 Sekunden tief ein und aus. Danach lösen die den Griff Ihrer Hände und legen Sie diese nun auf den Oberschenkeln ab, um sich ganz langsam und kontrolliert wieder aufzurichten. Stellen Sie sich dabei vor, dass Sie Wirbel für Wirbel mit gerundetem Rücken nach oben rollen. Ihr Kopf hebt sich zuletzt.

- Besonders häufig leiden Menschen, die viel am Schreibtisch sitzen auch unter einer verkürzten Brustmuskulatur. Um diese aktiv zu dehnen, setzen Sie sich zunächst gerade auf den Stuhl und richten Sie Ihren Blick nach vorne. Ziehen Sie den Bauchnabel zur Wirbelsäule, um Stabilität zu finden. Als nächstes strecken Sie beide Arme, mit den Handflächen nach vorne geöffnet und etwa auf Schulterhöhe, zur Seite. Von hier aus führen Sie Ihre Arme mit der Einatmung nach hinten, ohne die Schultern nach oben zu ziehen. Halten Sie diese Position für fünf Sekunden und lösen Sie die Dehnung mit der Ausatmung, indem Sie die Arme wieder in Ausgangsposition bringen. Um einen Ausgleich zur vorherigen Übung zu schaffen, legen Sie Ihre Hände aufeinander und strecken Sie Ihre Arme auf Schulterhöhe nach vorne. Lassen Sie den Kopf locker Richtung Brust fallen, sodass Ihre Wirbelsäule sich leicht rundet. Nach drei Atemzügen kehren Sie zurück zur Ausgangsposition und wiederholen Sie die beiden Übungen nach Belieben.
- Ein verspannter Nacken ist häufig die Ursache für Kopfschmerzen. Um Anspannung in diesem Bereich zu lösen, neigen Sie den Kopf vorsichtig zur rechten Seite. Stellen Sie sich dabei vor, das Ohr zur Schulter zu führen und lassen Sie Ihr Kinn angehoben. Fassen Sie dann, ohne die Schulter zu verkrampfen, mit dem rechten Arm über den

Kopf und verstärken Sie die Dehnung, ohne zu sehr zu ziehen. Den linken Arm würden Sie nach unten strecken und die Position dann für zehn Sekunden halten. Führen Sie die Übung im Anschluss auch auf der anderen Seite durch.

- Außerdem wird durch dauerhaftes Sitzen die Wadenmuskulatur vernachlässigt. Sie ist jedoch enorm wichtig, um das Blut aus den Beinvenen wieder Richtung Herz zu befördern. Andernfalls versackt das Blut sozusagen in den Beinen und es kommt zu Schwellungen oder im schlimmsten Fall sogar zu einer Thrombose, also zu einem Verschluss der Blutgefäße. Regelmäßiges Aufstehen und Umherlaufen beugt dem vor. Darüber hinaus können Sie in einem aufrechten Stand mit geschlossenen Beinen Ihr Gewicht auf die Zehenspitzen verlagern und etwa zehn Sekunden in dieser Position bleiben. Wiederholen Sie die Übung ruhig zehnmal, um den Blutfluss zu fördern.
- Eine weitere Übung für die Schultern kann im Sitzen durchgeführt werden. Setzen Sie sich dafür aufrecht hin und legen Sie die Fingerspitzen beider Hände auf den Schultern ab. Kreisen Sie nun mit den Ellenbogen abwechselnd in beide Richtungen, um Verspannungen zu lösen.
- Es gibt mittlerweile übrigens Schreibtische, die sich in einen Stehschreibtisch verwandeln lassen. Sie sind höhenverstellbar, sodass sowohl im Sitzen als auch im Stehen gearbeitet werden kann. Manche haben sogar ein integriertes Laufband. Der Treadmill TR1200-DT7 ist ein solches Exemplar und kostet etwa 1500 Euro. Eine Anschaffung, die man, bei viel Arbeit am Computer von zu Hause, durchaus in Erwägung ziehen könnte.

### Yoga ist Balsam für die Seele

Ein weiterer wunderbarer Weg, um seine Haltung zu verbessern, ist Yoga. Die über 5000 Jahre alte Praxis aus Indien hat darüber hinaus so viele weitere Vorteile. Sie erfuhr im Laufe der Zeit viele Wandlungen und ist daher so facettenreich, dass sie für die verschiedensten Leiden Linderung bietet. Es gibt unzählig viele Stile, sodass Yoga sowohl zur Entspannung als auch zur Steigerung der körperlichen Fitness angewendet werden kann. Außerdem findet dadurch jeder einen Zugang zu Yoga. Es gibt keine Voraussetzungen, weder das Alter noch der bisherige Level an körperlicher Fitness und Beweglichkeit spielen eine Rolle. Es ist zwar schön, dass mehr Menschen auf Yoga aufmerksam werden, jedoch wird durch die starke Kommerzialisierung oft ein falsches Bild von der Praxis vermittelt.

Schlanke Frauen in eng anliegender Kleidung werden für ihre Verrenkungen und möglichst schön anzusehenden Posen bewundert. Während Fitness und Ästhetik in den Vordergrund rücken, geht der eigentliche Sinn von Yoga bedauerlicherweise zunehmend verloren. Keine Frage: Yoga kann sportlicher und beweglicher machen! In erster Linie sollte es aber immer um die Akzeptanz und Fürsorge des eigenen Körpers gehen. Es ist mehr als eine Sportart und entgegen der Annahme so einiger auch keine Religion. Vielmehr handelt es sich um eine Philosophie. Die positiven Erfahrungen, die auf der Matte mit sich selbst gemacht werden, sollen auch nach dem Training zu einem selbstbewussteren Lebensstil verleiten. Wettbewerbsgedanken und der Vergleich mit anderen lassen sich nicht mit dieser Einstellung vereinbaren. Im Prinzip gehört Yoga auch zu den aktiven Formen von Meditation. Pranayama und Bewegung werden miteinander kombiniert mit dem Ziel, stets präsent und achtsam zu bleiben.

Für viele Yogis bietet ihre Matte einen Rückzugsort, an dem sie den Alltag, Leistungsdruck, ihre Sorgen und Aufgaben für einige Zeit vergessen können. Der Atem ist, wie bei der Meditation, Mittelpunkt der Aufmerksamkeit. Er hilft, sich auf die Übungen zu fokussieren, tiefer in die Dehnungen zu kommen und signalisiert den Ausführenden außerdem, wenn die persönliche Grenze erreicht ist. Es ist wichtig, diese Grenzen zu respektieren und den Körper nicht weiter zu zwingen als es Kraft, Kondition und Beweglichkeit zulassen. So können auch immer leichtere

Variationen einer Pose oder eine Pause in der "Stellung des Kindes" gemacht werden. In der Child´s Pose sind die Hüften auf oder zwischen den Fersen und der Körper so nach vorne abgelegt, dass die Stirn den Boden berührt.

Hier lässt es sich besonders gut entspannen. Es gibt viele sanfte Stellungen und einfache Bewegungsabläufe für Einsteiger. Zu Beginn sollte sich vor allem auf die Situation eingelassen und der Körper sowie das eigene Befinden beobachtet werden, anstatt sofort anspruchsvolle Haltungen einnehmen zu wollen. Die Zeit sollte man wirklich nur sich selbst widmen, ohne Erwartungen erfüllen oder jemandem gefallen zu wollen. Sorgen Sie sich nicht darum, wie Sie in einer Pose aussehen könnten oder wie fortgeschritten sie ist, sondern nehmen Sie wahr, wie Sie sich währenddessen fühlen. Zu Anfang kann es helfen, sich gedanklich mit Mantras wie "Ich bin gut genug" oder "Ich bin genau dort wo ich hingehöre" Mut zuzusprechen. Anfängerkurse sind prima, um die grundlegenden Abfolgen der sogenannten Asanas, also der verschiedenen Posen, zum Beispiel den Sonnengruß, zu erlernen. Es macht Spaß, mit anderen zu üben und vielleicht neue Freundschaften zu knüpfen.

Der größte Vorteil ist, dass ein professioneller Lehrer Ihre Haltungen bei Bedarf korrigieren kann und Sie Zugang zu verschiedenem Zubehör haben. Yoga lässt sich jedoch auch zuhause mithilfe von Videoanleitungen lernen. Im Grunde ist kein Equipment nötig. Um Verletzungen zu vermeiden, empfiehlt es sich aber, dass Sie sich eine rutschfeste Matte zulegen. Ihre Kleidung sollte nicht einschnürend, dafür aber bequem und bewegungsfreundlich sein. Ein Yogablock aus Holz oder Kork ist nicht zwingend erforderlich. Er kann bei schwierigeren Posen zum Abstützen oder Ablegen dienen, um bei Dehnungen oder Gleichgewichtsübungen zu helfen. Alternativ können Sie auch einfach dicke Bücher beziehungsweise eine blockförmige Kaffeeverpackung benutzen. Ein Yogagurt verleiht Ihnen mehr Länge und Flexibilität. Stattdessen können Gürtel oder ein Schal diese Funktion erfüllen. Yogarollen sind dicke Kissen, die vor allem für entspannende Posen eingesetzt werden. Große Sofakissen können ebenfalls verwendet werden. Eine Yoga-Sequenz endet immer in der Pose Savasana. Dabei handelt es sich um eine auf dem Rücken liegende Endentspannung für mindestens fünf Minuten. Hier können Sie noch einmal in sich spüren und mögliche Veränderungen im Vergleich zu Ihrem Empfinden vor den Übungen wahrnehmen. Außerdem lässt sich so das angenehme Gefühl von Ausgeglichenheit und Präsenz mit in den Rest des Tages nehmen. Denn Yoga wirkt wahrlich stimmungsaufhellend. Eine Studie der Universität in Chicago hat festgestellt, dass die positiven Auswirkungen gegenüber Stress und Stimmungsschwankungen beim Yoga noch höher als bei Sport im Allgemeinen sind. Probanden der Harvard Universität haben außerdem nach nur acht Wochen eine wesentlich bessere Schlafqualität durch Yoga erreicht.

Diese Effekte waren selbst Monate nach den Untersuchungen noch nachweisbar. Mehrere Forschungsergebnisse zeigen außerdem, dass Yogis generell weniger medizinische Dienste in Anspruch nehmen müssen, worunter unter anderem Medikamente, insbesondere Schmerzmittel, fallen. Yoga führt zu einem Anstieg des beruhigenden Botenstoffs Gamma-Aminobuttersäure im Gehirn. Dadurch wird Depressionen und Angststörungen vorgebeugt oder diese werden gelindert und selbst bezüglich der Entstehung von Krebs konnte Yoga sich als erwiesene Präventionsmaßnahme durchsetzen.

Es lohnt sich also in vielerlei Hinsicht, sich dem Trend anzuschließen. Im Gegensatz zu vielen anderen Sportarten fördert Yoga einen rücksichtsvollen Umgang mit sich selbst. Oder wie es in den Kreisen der Anhänger ausgedrückt wird: „Dein Körper ist ein Tempel. Dein Körper ist das Haus deiner Seele. Behandele ihn mit Respekt und halte ihn sauber und rein."

# Fortschrittliche Methoden - Wie ausbaufähig ist der Mensch?

Sie haben nun einen unglaublich umfassenden Überblick über die Basics von Selbstoptimierung erhalten. Ein Großteil unserer Biologie, beispielsweise die Anfälligkeit für Krankheiten, unserer Psyche, wie die Resistenz gegenüber Stress, lassen sich bereits durch diese Methoden zum eigenen Vorteil verbessern. Doch da Biohacking so unterschiedlich ausgelegt werden kann, würden diese äußerst wichtigen Grundbausteine für manche nicht mal unter diesen Begriff fallen. Es gibt Biohacker, die noch viel weitergehen. Während sich die Ihnen nun bekannten Werkzeuge zur Förderung der Leistungsfähigkeit und Zufriedenheit eher an den natürlichen Ressourcen des Menschen orientieren, nutzen die Varianten des folgenden Kapitels eher die Möglichkeiten des technologischen Fortschritts, um die eigenen Kapazitäten zu erweitern. Menschen wie Dave Asprey sind der Überzeugung, ihre Lebensspanne so auf mindestens 180 Jahre erweitern zu können. Wie realistisch ist diese Idee? Wäre das überhaupt noch menschlich? Wie weit gehen Biohacker im Rahmen der Selbstoptimierung und welche Gefahren ergeben sich dadurch?

### Steigerung der Grundlagen

Lassen Sie uns zuerst einmal einen Blick darauf werfen, welche Steigerungsmöglichkeiten die extremen Biohacker in den Bereichen sehen, die bereits thematisiert wurden. Bezüglich Sport und Bewegung werden beispielsweise Atemmasken während des Lauftrainings verwendet, mit dem Ziel die Lungenmuskulatur zusätzlich zu trainieren. Viele Biohacker haben außerdem das Programm namens OsteoStrong für sich entdeckt.

Dieses soll vor allem Osteoporose, also dem Knochenschwund, vorbeugen. Bis zum 30. Lebensjahr baut der Körper mehr Knochenmasse auf als natürlicherweise abgebaut wird. Ab Mitte des 30. Lebensjahres verlieren Frauen im Durchschnitt jedoch circa zwei Prozent Knochendichte im Jahr. Bei Menschen des männlichen Geschlechts geht dieser Prozess zwar etwas langsamer vonstatten, verschont bleiben sie jedoch auch nicht. Sport belastet die Knochen, weswegen das Wachstum neuer Knochenmasse stimuliert wird. Im Rahmen des OsteoStrong-Trainings soll dieser Effekt weiter verstärkt werden. Mithilfe von speziellen Geräten wird es ermöglicht, etwa das Fünf- bis Zwölffache des eigenen Körpergewichts zu stemmen. Die Workouts werden wöchentlich für sieben Minuten empfohlen und versprechen sofort messbare Auswirkungen. Die Kunden haben eine vier- bis zwölfprozentige Verbesserung ihrer Knochendichte, bezahlen jedoch auch um die 100 Dollar pro Monat.

Auch die Ernährungsweise genügt manchen, selbst mit einem bewussteren Essverhalten und qualitativ besseren Nahrungsmitteln, nicht. Es besteht zum Beispiel die Möglichkeit, sich einem Test auf Nahrungsmittelempfindlichkeiten zu unterziehen. Wenn diese unentdeckt bleiben und die Lebensmittel weiterhin aufgrund von Unwissenheit konsumiert werden, käme es zu Entzündungsprozessen im Körper, die die Gehirnleistung herabsetzen.

Darüber hinaus sind erfahrene Biohacker große Fans von sämtlichen Nahrungsergänzungsmitteln. Vitamine und Antioxidantien können zwar auch über bestimmte Lebensmittel aufgenommen werden, aber warum auch, wenn es so viel einfacher ist, sie in Form von Pillen zu schlucken? Antioxidantien bekämpfen übrigens die sogenannten freien Radikale, die bei manchen chemischen Reaktionen im Körper entstehen können. Hauptverantwortlich für diese Reaktionen sind zum Beispiel Tabak- und Alkoholkonsum, Umweltgifte, Entzündungen, Übergewicht und Ähnliches. Freie Radikale führen zu oxidativem Stress, der sich in Müdigkeit,

Gedächtnisverlust, Muskel- und Gelenkschmerzen, sichtbaren Alterungserscheinungen und so weiter äußern kann. Die meisten Antioxidantien sind direkt von der Natur gegeben, in regional und saisonal verfügbarem Obst und Gemüse enthalten. Auch in Kaffee, Matcha-Tee und Kurkuma lassen sie sich finden.

Ihren Bulletproof-Coffee peppen DIY-Biologen zudem gerne mit MCT-Öl auf. Dieses kann auch unter Smoothies oder ins Salatdressing gemischt werden. Es ist im Prinzip ein Extrakt von Kokosnuss-Öl, das aus langen Triglycerid-Fett-Ketten besteht. Da es die Produktion der Sättigungshormone Peptid YY und Leptin anregt, eignet es sich zum Abnehmen. Zusätzlich wird Fett verbrannt und gleichzeitig Energie geliefert. Vor allem für das Gehirn ist diese Energie gut verwendbar. MCT-Öl fällt unter die Kategorie der sogenannten Nootropika. Der Begriff wurde erstmalig 1972 von einem rumänischen Wissenschaftler verwendet und bedeutet übersetzt quasi "Gehirnverstärker". Im Grunde zählen auch Antidepressiva oder Kaffee dazu, da sie ebenfalls Einfluss auf die kognitiven Fähigkeiten nehmen.

Doch zusammen mit Biohacking sind Nootropika zu einem Martketingbegriff geworden und versprechen die Steigerung des IQs und stundenlange Produktivität. Das Problem ist, dass viele dieser Medikamente nicht nach gesetzlichen Vorschriften behandelt und oft nur an Ratten erprobt worden sind. Während manche Nootropika in der Apotheke erhältlich sind, gibt es die meisten nur auf "Graumärkten" über das Internet zu kaufen. Sie sollten jedoch besser bei den legalen Optionen bleiben und den Gebrauch mit einem Arzt absprechen, da es zwar kurzfristig zu besseren Gehirnleistungen, langfristig aber zu gefährlichen Nebenwirkungen kommen kann.

Des Weiteren werden die kalten Duschen am Morgen erweitert. Es ist beliebt, sich in Kältekammern Temperaturen von -70 Grad Celsius bis -120 Grad Celsius auszusetzen. Es wird Badekleidung getragen und besonders empfindliche Stellen wie Hände, Füße, Gesicht und Ohren werden abgedeckt. Die Aufenthaltsdauer in den Kammern beträgt maximal drei Minuten, darf aber ruhig mehrmals am Tag wiederholt werden. Es ist super wichtig, den Körper im Anschluss wieder aufzuwärmen. Das Gleiche gilt nach einem Eistauchbad bei Wassertemperaturen von ein Grad Celsius bis zwölf Grad Celsius und zusätzlichen Eiswürfeln in der Wanne. Solche haben vor allem aufgrund des weltweit bekannten "Iceman" Wim Hof viel Aufmerksamkeit erhalten.

Dieser hat eine Atemmethode entwickelt, die er international auch vielen Stars und Profisportlern in Workshops lehrt. Mit Hilfe dieser Technik ist es möglich, die eisigen Temperaturen mehrere Minuten lang zu tolerieren. Bei der Wim-Hof-Atemmethode wird das Nervensystem in Ausmaßen beeinflusst, die lange Zeit für unmöglich gehalten wurden. Als der Iceman 2009 einen Weltrekord in New York aufstellte, hat er eine Kapsel geschluckt, welche die Vitalwerte gemessen hat, bevor er sich in das Eiswasser begab. Seine Körperkerntemperatur betrug zu Beginn 36.9 Grad Celsius. Nach 75 Minuten ist sie auf 31.1 Grad Celsius gesunken. Weitere 20 Minuten später hat sich sein Körper jedoch wieder auf 32 Grad Celsius erwärmt und das, obwohl die Medizin bis zu diesem Zeitpunkt annahm, der Körper könne sich ohne externe Wärmezufuhr bei einem Absinken der Körperkerntemperatur unter 90 Grad Fahrenheit nicht selbstständig wieder regulieren. Diese hatte Wim bereits unterschritten und seine Temperatur letztendlich trotzdem, nur durch seine Atmung, sogar auf 94 Grad Fahrenheit, also 34.4 Grad Celsius, gesteigert.

Die Kurse, um die Wim-Hof-Atemmethode zu erlernen, sind jedoch ebenfalls nicht gerade günstig und wie Sie bereits wissen, bringen auch kalte Duschen schon viele Vorteile mit sich.

Während des Schlafens tragen manche Biohacker magnetische Pads am Kopf, die das Gehirn elektrisch stimulieren. Wenn Sie dann morgens aufwachen, stellt sich der ein oder andere gerne vor Rotlichtlampen, die etwa 7000 Dollar kosten. Das soll Anti-Aging-Effekte erzielen, Schmerzen und Entzündungen lindern und die Muskulatur bei der Regeneration unterstützen. Schon irgendwie schräg, oder? Stellen Sie sich mal vor, Sie lernen eine neue Person kennen und wenn diese das erste Mal bei Ihnen übernachtet, verkabeln Sie sich Ihren Kopf, setzen eine Blaulichtfilter-Brille auf und am nächsten Morgen begeben Sie sich zuallererst einmal splitterfasernackt in die Rotlicht-Box.

Selbst beim Meditieren gehen manche Fans von Biohacking noch einen Schritt weiter und bedienen sich der Methode des Neurofeedbacks. Dabei werden die Gehirnwellen mittels eines EEGs aufgezeichnet und dem Hirn dann über Töne zurückgespielt, sodass das Gehirn quasi "weiß", ob es "richtig" meditiert oder nicht. Es gibt dafür beispielsweise Stirnbänder wie das Muse S für ungefähr 250-350 Dollar. Das Programm „40 Years Of Zen", das David Asprey selbst nutzt und bewirbt, arbeitet ebenfalls mit Neurofeedback. Die Idee dahinter ist, die Effekte, die wahre Meditationsmeister nach 40 Jahren diszipliniertem Training erreicht haben, innerhalb von fünf Tagen hervorzurufen. Die Kurse finden mit höchstens sechs weiteren Teilnehmern statt und kosten ganze 15.000 Dollar pro Person!

Ein besonderer Zustand der Meditation wird außerdem durch "Floating Tanks" angestrebt. In den schallarmen Kammern mit Wasser und Magnesiumsalzen schwebt der Körper, ohne etwas zu berühren. Die Umgebung passt sich der Körpertemperatur an, wodurch auch Wärme- und Kälteempfinden ausgeschaltet werden. So ist man für eineinhalb bis zwei Stunden völlig alleine mit seinen Gedanken. Es wird berichtet, dass der Verstand sich erst wehrt und einem einredet das Ganze sei langweilig und sinnlos. Doch nach diesen Gefühlen von Unwohlsein stelle sich ein Zustand ein, bei dem die Zweifel leise werden. Viele Nutzer hätten in diesen Kammern lebensverändernde Ideen gehabt, kreative Blockaden überwunden und sogar Erfahrungen gemacht während derer sie ihren eigenen Körper verlassen und von außen betrachtet haben.

### Wenn Mensch sein nicht genug ist

Hören sich diese Vorgehensweisen für Sie schon eher nach einem Science-Fiction-Film an und erinnern Sie an Supermenschen mit übernatürlichen Fähigkeiten? Dann machen Sie sich gefasst, Biohacking geht noch deutlich über diese Methoden hinaus. Bisher wurden Maschinen und elektronische Geräte nur außerhalb des menschlichen Körpers angewendet. Doch die Subkultur der Biohacker, die sich "Grinder" nennt, greift auf verschiedenste Wege invasiv in den Organismus ein. In Europa haben sich bereits über 50.000 Menschen Chips und andere Implantate zu Selbstoptimierungszwecken unter die Haut setzen lassen. Diese messen beispielsweise kontinuierlich den Blutzucker und das, obwohl noch nicht mal Diabetes besteht. Nicht selten unterziehen extreme Biohacker sich auch regelmäßigen Bluttests, um wirklich sicherzugehen, dass die Vitaminersatzpräparate ihre Wirkung entfalten. Dafür richten sie sich sogar eigene Labore ein, um dem Prinzip der DIY-Biologie treu zu bleiben. Genauso besteht die Möglichkeit, die eigene Herzfrequenz oder Körperkerntemperatur stets über Implantate zu überwachen.

Durch die Sammlung möglichst vieler Daten wollen diese Art von Biohackern stets ihre gewählten Strategien evaluieren und gegebenenfalls anpassen. Teilweise werden aber auch völlig neue Sinne durch die Hauteinpflanzungen geschaffen, die der Mensch in seiner natürlichen Art nicht besitzt. Ein Beispiel dafür ist das Implantat eines Kompasses, der bei Ausrichtung nach Norden ein Kribbeln in der Fingerkuppe auslöst. Das Gleiche lässt sich auch auf Geräte wie eine Mikrowelle einstellen. Wenn das Essen fertig aufgewärmt ist, vibriert ein Magnet in der Hand. Ziemlich abgefahren oder nicht? In den USA ist es übrigens auch gelungen, einem Menschen, durch die Injektion von Chlorin E6, temporäre Nachtvision, also die Fähigkeit im Dunkeln zu sehen, zu verschaffen. Grinder wollen ihre Zeit und Energie nicht für Prozesse im Leben aufbringen, die sie auch durch Technik automatisieren können. Viele Chips ersetzen daher Kreditkarten, Autoschlüssel oder können Haustüren öffnen. Tragbare Technologien ermöglichen es zum Beispiel auch, Musik von nun an über Magnete im Kopf an Stelle über herkömmliche Kopfhörer zu hören. Von der Idee, den menschlichen Körper mit Technik verschmelzen zu lassen, ist auch der berühmte Biohacker Rich Lee überzeugt. Dieser arbeitet momentan daran, seinem Projekt den letzten Schliff zu geben und seinen im Penis integrierten Vibrator auf den Markt zu bringen. Wie Sie sehen, kennen diese selbsternannten Wissenschaftler wirklich keine Grenzen. Sie glauben an den Transhumanismus, was bedeutet, dass sich der Mensch zukünftig so weit entwickelt, dass sich die eigentliche Spezies auflöst und eine neue Art mit völlig neuen Fähigkeiten entsteht. Gesprochen wird dabei auch von einem "Posthuman", sozusagen dem Nachfolger des Homo sapiens.

Rich Lee hat 2014 in den Vereinigten Staaten sogar eine transhumanistische Partei mit ins Leben gerufen. Diese Interessengruppe schreckt vor genetischen Veränderungen, auch an Embryonen, nicht zurück. Viele manipulieren mit einer Methodik, die sich CRISPR nennt, die eigene DNA. CRISPR steht für "Clustered Regularly Interspaced Short Palindromic Repeats". Dieses Werkzeug ist eine Art Genschere, die Erbgut gezielt verändern kann. Das menschliche Erbgut enthält alle möglichen Informationen, wie die Farbe unserer Haare, unsere Blutgruppe und so weiter. Die DNA setzt sich aus tausenden Abschnitten zusammen. Mit CRISPR können diese an einer gewünschten Stelle durchgeschnitten werden, sodass Gene in dieser Position ausgeschaltet, repariert oder ersetzt werden können. Zwar kann dies vor allem in Hinblick auf Krankheiten einen großen Fortschritt für die Medizin bedeuten.

Allerdings akzeptieren Ethikkommissionen Versuche der Technik an Menschen aufgrund der vielen möglichen Gefahren nicht. Außerdem ist die Wirkung nicht gesichert, da ein komplizierteres Zusammenspiel mehrerer Gene vermutet wird, welches die Forschung bisher noch nicht versteht. Es werden lediglich Selbstexperimente, nicht aber wissenschaftlich fundierte Untersuchungen mit CRISPR durchgeführt. Es gibt sogar Zusammenschlüsse mehrerer Wissenschaftler, die fordern, diese Selbstversuche einzustellen bis es ein allgemein gültiges Regelwerk zum Vorgehen gibt. Im Moment können DIY-Kits jedoch weiterhin zum Eigengebrauch für recht niedrige Preise um die 150 Euro erworben werden. Bio-Hacker Josiah Zayner hat mit seiner Firma The Odin, die ihren Hauptsitz in Kalifornien hat, CRISPR-Sets global verkauft. 1

Das Bayerische Landesamt für Gesundheit und Lebensmittelsicherheit fand in diesen jedoch schädliche Bakterien und verfolgt weitere Lieferungen in das Bundesland nun strafrechtlich. 2018 hat der chinesische Forscher He Jiankui erstmalig in das Erbgut von Embryonen geschnitten, um HIV-Immunität zu erzielen. Die Tatsache, dass keinerlei Langzeitfolgen, die auf die mittlerweile zur Welt gekommenen Kinder zukommen könnten, bekannt sind, macht dies zu einem moralisch höchst verwerflichem Akt. Anders ist es bei dem Versuch des Mikrobiologen Kyros Kyrou in London, Malaria mithilfe von CRISPR zu stoppen. Er veränderte das Erbgut der Mücken, die die Krankheit übertragen können, so, dass die weiblichen Nachkommen unfruchtbar sein werden. Wenn es zu einem Aussterben kommen sollte, könnte Malaria schon bald keine Bedrohung mehr für die Menschen sein. Dank eines weiteren Biologen, namens Luhan Yang, könnte es außerdem sein, dass Tiere bald als Organspender in Frage kommen würden. Er arbeitet mit seinem Unternehmen eGenesis daran, die DNA so zu verändern, dass die Organe vom menschlichen Körper nicht mehr als fremd wahrgenommen und abgestoßen werden.

Mehrere Hürden wurden bereits von seinem Team überwunden. Darüber hinaus gibt es DNA-Tests, wie zum Beispiel die Variante für knapp 200 Euro von 23andMe, die durch einen einzigen Speichelabstrich das individuelle genetische Risiko für über 100 Krankheiten offenbaren. Während es den Transhumanisten egal ist, ob im Sinne von Therapie oder Optimierung eines bereits gesunden Körpers experimentiert wird, gibt es auch viele Biohacks, die sich ausschließlich auf die Innovation neuer medizinischer Behandlungsmethoden beschränken. So könnte man auch Herz- und Hirnschrittmacher zu den Biohack-Implantaten zählen. Diese haben sich bei der Behandlung von Herzkrankheiten und neurologischen Erkrankungen wie Morbus Parkinson als gängiges Therapieverfahren etabliert, das sicher und lebensverlängernd wirkt. Ein weiteres Beispiel wäre das Drucken von Zahn- oder Körperprothesen in 3-D. Die Unfallchirurgie und weitere Bereiche der Medizin sind im Endeffekt doch nichts anderes, als das was die Grinder machen, oder?

### Weshalb Selbstoptimierung gefährlich sein kann

Mit genau diesen Argumenten begründen viele Transhumanisten ihre gefährlichen Experimente. Ohne den Mut zur Veränderung gäbe es schließlich keinen Fortschritt. Zukünftig würden vielleicht sogar Teile des Gehirns nach einem Schlaganfall implantiert werden können, um verlorene Funktionen wiederherzustellen. Es wird darüber hinaus an Projekten wie Exoskeleotons und Prosthesis gearbeitet, die Rollstuhl-Bedürftigen durch roboterähnliche Konstrukte das Laufen wieder ermöglichen sollen. Außerdem würden Menschen ihr Leben schon seit Anbeginn der Zeit durch Technologien, wie Züge und Autos, erleichtern und sich selbst durch plastische Schönheitsoperationen optimieren. Allerdings ignorieren Sie bei diesen Rechtfertigungsversuchen den Aspekt, dass all diese Innovationen im sicheren Rahmen und mit strengen Auflagen erprobt wurden, bevor sie den Menschen zugänglich gemacht wurden. Selbstexperimente bergen große Gefahren. Bei der Implantation von körperfremden Objekten kann es in erster Linie zu Entzündungen kommen, die mit einer Blutvergiftung und dem Tod enden können.

All die unvorhersehbaren Nebenwirkungen und Reaktionen des Körpers werden, aufgrund der Aussicht, ein Übermensch werden zu können, verdrängt. Denn sind wir doch mal ehrlich: Manche der extremen Biohack-Methoden sind zwar irgendwie interessant und erstaunlich, im

Sinne der Selbstoptimierung doch aber völlig übertrieben. Müssen wir wirklich Vibrationen mit unseren Geschlechtsteilen erzeugen können, um befriedigenden Sex zu haben? Ist das Öffnen einer Tür wirklich eine so große Belastung und was genau ist der Nutzen davon, nachts sehen zu können? Hat das wirklich noch etwas mit Selbstoptimierung zu tun oder werden Menschen dabei zunehmend zu Robotern? Sollten wir uns nicht viel eher der Ressourcen bedienen, die uns zur Verfügung stehen? Schließlich hat zu diesen auch jeder Mensch Zugang. Die fortgeschritteneren Biohacks sind, wie Sie bemerkt haben sollten, in der Regel sehr teuer. Wenn es also in Zukunft wirklich dazu kommen sollte, dass sich vereinzelt Wohlhabende immer mehr übermenschliche Fähigkeiten aneignen, was passiert dann mit dem Rest der Bevölkerung? Die Chancengleichheit plagt unsere Welt sowieso schon zur Genüge. Wird die Gesellschaft sich dann nicht noch viel mehr in Arm und Reich, wertlos und wertvoll, sowie ausgenutzt und erfolgreich aufspalten? Genau wie Habgier oder Geldgier kann auch der Wunsch nach Selbstoptimierung in maßloses Verlangen auf Kosten anderer übergehen. Doch sollten wir uns in diesem Zusammenhang nicht fragen was es überhaupt bedeutet, die beste Version seiner selbst zu werden? Verstehen wir darunter wirklich ein solch egoistisches Streben nach eigenen Vorteilen oder beinhaltet Selbstoptimierung auch, sich für das Gemeinwohl aller Menschen zu interessieren und einzusetzen? Besonders bedenklich wird es bei Versuchen wie denen des Chinesen He Jiankui.

Designerbabys sind der Traum vieler Wissenschaftler, gleichzeitig aber auch der Alptraum aller moralischen Prinzipien. Eltern sollen bereits vor der Geburt ihrer Kinder entscheiden können wie ihre Kinder aussehen werden und mit welchen Fähigkeiten und Eigenschaften sie zur Welt kommen. Kritiker ziehen hier Vergleiche mit den Zeiten des Nationalsozialismus. Sie stellen die Frage: Wer entscheidet, welches Leben lebenswerter ist als anderes? Die Gegenseite argumentiert damit, dass im Dritten Reich auf politischer Ebene entschieden worden wäre, wie der ideale

Mensch auszusehen hat. Nun können sich die Eltern ja individuell für oder gegen Modifikationen entscheiden. Aber haben diese überhaupt das Recht dazu? Was, wenn die Kinder mit den getroffenen Wahlen überhaupt nicht einverstanden wären? Denkbar wäre es, wenn Menschen derartig in die Schöpfung der Natur eingreifen, dass es zu Symptomen wie bei Transsexualität kommt. Dabei leiden Betroffene seelisch teilweise so extrem unter dem Gefühl im falschen Körper zu sein, dass es zu Suizidgedanken kommt. Die Frage, was es für unsere Gesellschaft bedeutet, wenn einige Kinder zu Intelligenzbestien gezüchtet werden würden und andere nicht, stellt sich auch hier wieder. Was wenn auf einmal alle Designerkinder gleich aussehen, weil die Elternteile sich für die typischen Schönheitsideale der westlichen Kultur entscheiden? Werden die normal geborenen Kinder dann ausgestoßen und diskriminiert, weil sie nicht "perfekt" sind? Letztendlich bleibt das Erreichen eines Idealbilds sowieso ein Weg ohne Ziel. Daher ist es naheliegend, eher zu lernen mit dem zufrieden zu sein, was bereits ist und das Bestmögliche daraus zu machen.

Sie müssen nicht bei den Extremformen des Biohackings mitmachen, um sich der Gemeinschaft angehörig zu fühlen. Behalten Sie jedoch im Hinterkopf, dass auch die sanfteren Methoden in ein krankhaftes Verhalten umschlagen können. So kann das ständige Prüfen von Parametern wie Ihrem Gewicht oder dem Blutdruck auch in einem Kontrollzwang enden. Seien Sie stets darum bemüht, dass die Reise zur besten Version Ihres Selbst Spaß macht und nicht von Stress und Frustration begleitet wird. Setzen Sie sich keine unrealistischen Ziele, sondern wagen Sie sich schrittweise an verschiedene Strategien heran. Trotz möglicher Gefahren ist es durchaus wertvoll, ein tieferes Verständnis für den eigenen Körper und die Psyche zu entwickeln und sie aktiv zu stärken. Sie werden erstaunt darüber sein, mit wie viel mehr Energie und Freude sich Ihr Leben in Zukunft füllen wird. Wir wünschen Ihnen dabei alles erdenklich Gute und hoffen sehr, dass Ihnen dieses Buch geholfen hat!

# Quellenverzeichnis


- 12Trance: Binaurale Beats erklärt - Achtung! Mache nicht diesen Fehler, URL: https://www.12trance.de/binaural-beats-erklaert/ (Stand: 08.04.2020)
- 40 Years of Zen, Benefits, URL: https://www.40yearsofzen.com/#benefits (Stand: 07.04.2020)
- AOK (2020): Was kann ich gegen Handysucht tun?, URL: https://www.aok.de/bw-gesundnah/vorsorge-und-gesundheit/handysucht-was-tun (Stand: 07.04.2020)
- Ahead GmbH, Health Innovation Port: Biohacking - Bring deinen Körper durch Selbstoptimierung in Bestform, URL: https://www.ahead-nutrition.com/blogs/produktivitaet/biohacking-selbstoptimierung (Stand: 07.04.2020),
- Apotheken Umschau, Andrea Blank-Koppenleitner (2018): Schlafstörungen: Therapie und Selbsthilfe, URL: https://www.apotheken-umschau.de/Schlafstoerungen/Schlafstoerungen-Therapie-und-Selbsthilfe-55476_11.html (Stand: 07.04.2020)
- Bach-Blüten-Portal: Vipassana Meditation - Die beliebte Einsichtsmeditation, URL: https://www.bach-blueten-portal.de/vipassana-meditation/ (Stand: 08.04.2020)
- Badische Neueste Nachrichten, Julia Weidemann (2019): Handysucht: Häufiger Smartphone-Gebrauch kann krank machen, URL: https://bnn.de/nachrichten/digital/handysucht (Stand: 07.04.2020)
- Bellicon (2018): New study confirms that a little rebounding goes a long way, URL: https://www.bellicon.com/us_en/benefits/research/study-shows-bouncing-goes-a-long-way (Stand: 07.04.2020)
- Bio 360: Die Geschichte des Biohacking, URL: https://bio360.de/die-geschichte-des-biohacking/ (Stand: 07.04.2020)
- Braineffect: Wie die Atmung unser Gehirn beeinflusst, URL: https://www.brain-effect.com/magazin/atmung-gehirn (Stand: 08.04.2020)
- Chefkoch, Ernährungswissenschaftlerin Birgit Henrich: Gesunde Ernährung? - Was ist das?, URL:

https://www.chefkoch.de/magazin/artikel/40,0/Chefkoch/Gesunde-Ernaehrung-Was-ist-das.html

• DAK Gesundheit, Jörg Bodanowitz: Müdes Deutschland: Schlafstörungen steigen deutlich an, URL: https://www.dak.de/dak/bundesthemen/muedes-deutschland-schlafstoerungen-steigen-deutlich-an-2108960.html (Stand: 07.04.2020)

• Dave Asprey, A beginner´s guide to biohacking, URL: https://blog.daveasprey.com/beginners-guide-to-biohacking-101/ (Stand: 07.04.2020)

• Dave Asprey, A beginnner´s guide to meditation, URL: https://blog.daveasprey.com/the-biohackers-guide-to-meditation/ (Stand: 07.04.2020)

• Deutsche Gesellschaft für Ernährung e.V.: Diäten und Fasten - Intervallfasten, URL: https://www.dge.de/ernaehrungspraxis/diaeten-fasten/intervallfasten/ (Stand: 08.04.2020)

• Deutsche Gesellschaft für Ernährung e.V.: Heilfasten, URL: https://www.dge.de/ernaehrungspraxis/diaeten-fasten/heilfasten/ (Stand: 08.04.2020)

• Deutsche Gesellschaft für Schlafforschung und Schlafmedizin (2011): Patientenratgeber, URL: https://www.dgsm.de/downloads/dgsm/arbeitsgruppen/ratgeber/neu-Nov2011/Schlafstoerung_A4.pdf (Stand: 07.04.2020)

• Deutsches Fachzentrum für Achtsamkeit, Doris Kirch: Was ist Achtsamkeit?, URL: https://dfme-achtsamkeit.de/was-ist-achtsamkeit-wirkung/ (Stand: 07.04.2020)

• Dhamma Dvara, Vipassana Meditation Centre: German Vipassana Meditation Centre in Triebel, URL: https://dvara.dhamma.org (Stand: 08.04.2020)

• Dhamma Vipassana Meditation: Einführung in die Technik, URL: https://www.dhamma.org/de/about/code (Stand: 08.04.2020)

• Die Techniker (2019): Vegetarische Ernährung - fleischlos und ausgewogen essen, URL: https://www.tk.de/techniker/magazin/ernaehrung/ernaehrungstrends/vegetarische-ernaehrung-2006748 (Stand: 08.04.2020)

• Die Techniker, Dipl.-Psych. Anne Frobeen (2019): Autogenes Training, URL: https://www.tk.de/techniker/magazin/life-balance/aktiv-entspannen/autogenes-training-2007064 (Stand: 07.04.2020)

• Digital Republic (2018): Blaulichtfilter-Apps: Besser schlafen, URL:

https://www.mobilcom-debitel.de/digitalrepublic/apps/blaulichtfilter-apps#/Blaulichtfilter-Apps-für-Android (Stand: 07.04.2020)

• Digital Republic (2019): Schlaf-Apps: Schöne Träume, URL: https://www.mobilcom-debitel.de/digitalrepublic/apps/schlaf-apps (Stand: 07.04.2020)

• DocCheck Flexikon, Droschkenkutscherhaltung, URL: https://flexikon.doccheck.com/de/Droschkenkutscherhaltung (Stand: 07.04.2020)

• DocCheck Flexikon, Zirkadianer Rhythmus, URL: https://flexikon.doccheck.com/de/Zirkadianer_Rhythmus (Stand: 07.04.2020)

• Eat Move Feel: Wie tiefes Atmen den Körper und Emotionen beeinflusst, URL: https://www.eatmovefeel.de/wie-tiefes-atmen-den-koerper-und-emotionen-beeinflusst/ (Stand: 08.04.2020)

• Essen und Trinken, Judith Ottersbach: Gesunde Ernährung: 13 Tipps für ein vitaleres Leben, URL: https://www.essen-und-trinken.de/gesunde-ernaehrung/84602-rtkl-14-tipps-fuer-eine-gesunde-ernaehrung (Stand: 08.04.2020)

• Etepetete: Bio Obst & Gemüse online kaufen, URL: https://etepetete-bio.de/ (Stand: 08.04.2020)

• F.lux, URL: https://justgetflux.com (Stand: 07.04.2020)

• Find Your Nose, Prof. Osho: Osho Mandala Meditation, URL: https://www.findyournose.com/anleitung-osho-mandala-meditation (Stand: 08.04.2020)

• Future Zone (2019): Jetzt in die Wanne: Nimm genau so lange ein Bad, dann schläfst du viel, viel besser, URL: https://www.tk.de/techniker/magazin/life-balance/aktiv-entspannen/autogenes-training-2007064 (Stand: 07.04.2020)

• GEO, Thomas Hess: Fünf Studien zu Kaffee und ihre überraschenden Ergebnisse, URL :https://www.geo.de/reisen/14961-rtkl-kaffee-forschung-fuenf-studien-zu-kaffee-und-ihre-ueberraschenden-ergebnisse (Stand: 07.04.2020)

• Geo Magazin, Wie und warum wirkt Yoga? Das sagt die Wissenschaft, URL: https://www.geo.de/magazine/geo-magazin/903-rtkl-alternative-medizin-wie-und-warum-wirkt-yoga-das-sagt-die-wissenschaft (Stand: 07.04.2020)

• Gesundheit, Nathalie Blanck (2018): Autogenes Training, URL: https://www.gesundheit.de/wellness/sanfte-medizin/weitere-therapien-und-behandlungen/autogenes-training (Stand: 07.04.2020)

• Gesundheit, Silke Hamann (2018): Bürogymnastik: 9 Übungen für mehr

Bewegung im Büro, URL: https://www.gesundheit.de/fitness/fitness-uebungen/buerogymnastik/buerogymnastik-augenfitness (Stand: 08.04.2020)

• Gizmodo, George Dvorsky (2015): This biohacker used eyedrops to give himself temporary nightvision, URL: https://io9.gizmodo.com/this-biohacker-used-eyedrops-to-give-himself-temporary-1694016390 (Stand: 07.04.2020)

• HackBiohacking, Adrian Fleming, URL: https://www.hackbiohacking.com/meditation-techniques-for-beginners/ (Stand: 07.04.2020)

• Hannoversche Allgemeine - Wissen, Simone Hummel (2019): Neue Studie: Wie Schlaf das Immunsystem stärkt, URL: https://www.haz.de/Nachrichten/Wissen/Uebersicht/Neue-Studie-Wie-Schlaf-das-Immunsystem-staerkt (Stand: 07.04.2020)

• Healthline, Autumn Rivers and Timothy Jewell, Geprüft von Dr. Katherine Marengo (2018): Caffeine Overdose: How much is too much?, URL: https://www.healthline.com/health/caffeine-overdose (Stand: 07.04.2020)

• Healthline, Sharon O´Brien (2018): 7 Science-Based Benefits of MCT-Oil, URL: https://www.healthline.com/nutrition/mct-oil-benefits#section9 (07.04.2020)

• Healthline, Timothy Jewell, Geprüft von Dr. Deborah Weatherspoon (2019): Guide to Biohacking: Types, Safety and How To, URL: https://www.medicalnewstoday.com/articles/323253#takeaway (Stand: 07.04.2020)

• Herbano: Was sind Antioxidantien?, URL: https://www.herbano.com/de/ratgeber/antioxidantien-freie-radikale#welche-lebensmittel-enthalten (Stand: 08.04.2020)

• Iamfasting, Dr. Sven Sparding: Die größte deutsche Informationsquelle zu Intermittent Fasting, URL: https://www.iamfasting.de (Stand: 08.04.2020)

• Infothek Gesundheit, Katja Schulte (2016): Progressive Muskelentspannung, URL: https://infothek-gesundheit.de/progressive-muskelentspannung-pme/ (Stand: 07.04.2020)

• KQED, Sam Harnett (2016): Nootropics, Biohacking and Silicon Valley´s pursuit of productivity, URL: https://www.kqed.org/news/11057974/nootropics-biohacking-and-silicon-valleys-pursuit-of-productivity (Stand: 07.04.2020)

• Kaffee Partner (2019): Kaffee am Abend macht schlaflos - Mythos oder Wahrheit?, URL: https://www.kaffee-partner.de/de/magazin/lesen/kaffee-am-abend-macht-schlaflos-mythos-oder-wahrheit.html (Stand: 07.04.2020)

• Karriere Bibel, Jochen Mai (2016): Konzentrationsübungen: Die besten Tipps und Tricks, URL: https://karrierebibel.de/konzentrationsuebungen/ (Stand: 08.04.2020)

• Lebenskompass, Schlaf-Tee: Die 7 besten Teesorten zum Einschlafen, URL:https://lebenskompass.eu/blogs/wohlbefinden/tee-zum-einschlafen

• Lifespan: TR1200-DT7 Treadmill Desk, URL: https://www.lifespanfitness.com/workplace/treadmill-desks/tr1200-dt7-treadmill-deskacc=3ef815416f775098fe977004015c6193&bannerid=18 (Stand: 07.04.2020)

• Lotuscrafts (2016): Learning Mantra Meditation - A guide, URL: https://www.lotuscrafts.eu/blogs/blog/mantra-meditation-lernen-eine-anleitung?lang=en (Stand: 08.04.2020)

• MBSR Köln: Was ist Achtsamkeit? - Haltung und Wirkung, URL: https://www.mbsr-kurs-koeln.de/achtsamkeit/ (Stand: 08.04.2010)

• Medical News Today, Claire Sissons, Geprüft von Dr. Katherine Marengo (2018): What are the health benefits of bulletproof coffee?, URL: https://www.medicalnewstoday.com/articles/323253#takeaway (Stand: 07.04.2020)

• Mediclin - Medizin & Gesundheit (2020): Schlafhygiene 10 Regeln, URL: https://www.mediclin.de/medizin-gesundheit/ratgeber-gesundheit/artikel/psyche-koerper/schlafstoerungen/schlafhygiene-10-regeln/ (Stand: 07.04.2020)

• Meditation und Wissenschaft, Dr. Tobias Esch (2020): Grenzenlos denken - Vom Wissen zum Bewusstsein, URL: https://www.meditation-wissenschaft.org (Stand: 08.04.2020)

• Meditationsübung, Dr. Evelin Fräntzel: Was sind Affirmationen? - Wirksamkeit und Methode, URL: https://www.meditationsuebung.de/affirmation_suggestion.html (Stand: 08.04.2020)

• Mental Health Crowd: Alle Achtung, Achtsamkeit!, URL: https://www.mentalhealthcrowd.de/alle-achtung-achtsamkeit/ (Stand: 08.04.2020)

• Mental Power, Grigor Nussbaumer (2019): Achtsamkeitsbasierte Stressreduktion (Mindfulness-Based Stress Reduction - MBSR), URL: https://mentalpower.ch/mbsr/ (Stand: 08.04.2020)

• Mind is the master (2019): What is biohacking and why should we care?, URL: https://mindisthemaster.com/what-is-biohacking-and-why-should-we-care/ (Stand: 07.04.2020)
• Mindful Upgrade, Robin Stolberg (2018): Meine TOP 10 Apps für smarte Biohacktivisten, URL: https://mindful-upgrade.ch/mein-top-10-apps-fuer-smarte-biohacktivisten/ (Stand: 07.04.2020)
• Mindfulness Swiss: Was ist Achtsamkeit?, URL: https://www.mindfulness.swiss/achtsamkeit/achtsamkeit/ (Stand: 08.04.2020)
• Mindmonia (2019): Was sind Binaurale Beats? (+ 7 Vorteile), URL: https://mindmonia.com/de/binaural-beats/ (Stand: 08.04.2020)
• Molekulare Psychologie, Prof. Dr. Christian Montag: Smartphone-süchtig?, URL :https://molekulare-psychologie.de/smartphone-addiction.de/ (Stand: 07.04.2020)
• Muse: The brain sensing headband, URL: https://choosemuse.force.com/s/topic/0TO2M000001jz1mWAA/muse-s?language=en_US&tabset-a7476=2 (Stand: 07.04.2020)
• NetDoktor, Benjamin Clanner-Engelshofen (2017): Melatonin, URL: https://www.netdoktor.de/medikamente/melatonin/ (Stand: 07.04.2020)
• Netdoktor (2014): Makronährstoffe, URL: https://www.netdoktor.at/laborwerte/makronaehrstoffe-6684722 (Stand: 08.04.2020)
• Netdoktor (2014): Mikronährstoffe, URL: https://www.netdoktor.at/laborwerte/mikronaehrstoffe-6684723 (Stand: 08.04.2020)
• Netdoktor, Carola Felchner (2020): Heilfasten, URL: https://www.netdoktor.de/ernaehrung/heilfasten/buchinger-fasten/ (Stand: 08.04.2020)
• Neurologen und Psychiater im Netz, Prof. Dr. Peter Falkai et al: Entspannungsverfahren: Autogenes Training, URL: https://www.neurologen-und-psychiater-im-netz.org/psychiatrie-psychosomatik-psychotherapie/therapie/entspannungsverfahren/autogenes-training/ (Stand: 07.04.2020)
• Newsweek, Eve Walting (2019): Biohacks for beginners: Meditation, Intermittent Fasting, Cold Therapy and more, URL: https://www.newsweek.com/biohack-biohacking-beginners-1328530 (Stand: 07.04.2020)
• Online Lexikon für Psychologie und Pädagogik, Immungedächtnis, URL: https://lexikon.stangl.eu/9955/immungedaechtnis/ (Stand: 07.04.2020)

- Paleo 360, Nico Richter: Paleo Diät: Pro und Contra, URL: https://www.paleo360.de/paleo-diaet-pro-und-contra/ Stand: 08.04.2020)
- Pflanzenfreude, Die Top 5 luftreinigenden Pflanzen, URL: https://www.pflanzenfreude.de/die-top-5-luftreinigenden-pflanzen (Stand: 07.04.2020)
- Planet Wissen, Martina Peters (2019): Schlafstörungen, URL: https://mindful-upgrade.ch/mein-top-10-apps-fuer-smarte-biohacktivisten/ (Stand: 07.04.2020)
- Planet Wissen, Melanie Kuss (2020): Achtsamkeit, URL: https://www.planet-wissen.de/gesellschaft/psychologie/achtsamkeit/index.html (Stand: 07.04.2020)
- Praxis Vita (2018): Fußbad: Wellness-Therapie für den ganzen Körper, URL: https://www.praxisvita.de/fussbaeder-fuer-die-gesundheit-fussbad-wellness-therapie-fuer-den-ganzen-koerper-15287.html (Stand: 07.04.2020)
- Project life mastery, Stefan James: 10 "Little Known" Biohacks That Will Make You Superhuman, URL: https://projectlifemastery.com/little-known-biohacks/ (Stand: 07.04.2020)
- Projekt Gesund leben, Hannah Frey (2014): Monkey Mind: Das Gedankenkarussell stoppen, URL: https://www.projekt-gesund-leben.de/2014/08/monkey-mind-das-gedankenkarussell-stoppen/ (Stand: 08.04.2020)
- Psychologie Lexikon, Dr. Doris Wolf: Was versteht man unter Achtsamkeit?, URL: https://www.palverlag.de/lebenshilfe-abc/achtsamkeit.html (Stand: 08.04.2020)
- Psychosomatik, Hypnose/Hypnotherapie, URL: https://www.psychosomatik.com/de/behandlungen/therapieverfahren/hypnose-hypnotherapie/ (Stand: 07.04.2020)
- Psychosomatik: MBSR - Achtsamkeitsbasierte Stressreduktion (Mindfulness-Based Stress Reduction, URL: https://www.psychosomatik.com/de/behandlungen/therapieverfahren/mbsr-achtsamkeitsbasierte-stressreduktion/ (Stand: 07.04.2020)
- RP Online, Tanja Walter (2019): Was Schlafmangel anrichtet, URL: https://rp-online.de/leben/gesundheit/medizin/schlafmangel-die-folgen-und-auswirkungen-auf-uns_aid-36833905 (Stand: 07.04.2020)
- Schlafwissen, Annika Sammer: Die richtige Temperatur im Schlafzimmer: So

schlafen Sie besser, URL: https://schlafwissen.com/schlafzimmer-temperatur/ (Stand: 07.04.2020)

- Science direct, Jon D. Elhai et al (2016): Problematic smartphone use: A conceptual overview and systematic review of relations with anxiety and depression psychopathology, URL: https://www.aok.de/bw-gesundnah/vorsorge-und-gesundheit/handysucht-was-tun (Stand: 07.04.2020)
- Sonamedic Frequenztherapie: Binaurale Beats: Hintergrund, Wirkung und Studien, URL: https://www.sonamedic.de/wissen/binaurale-beats/ (Stand: 08.04.2020)
- Spiegel Gesundheit, Tobias Schormann (2015): Achtsamkeit - Entspannt im Hier und Jetzt, URL: https://www.spiegel.de/gesundheit/psychologie/achtsamkeit-was-ist-das-a-1046882.html (Stand: 08.04.2020)
- Stern, Psyche und Gesundheit (2019): Handysucht: Mein Smartphone kämpft gegen mich und ich kämpfe gegen mein Smartphone, URL: https://www.stern.de/neon/herz/psyche-gesundheit/handysucht--mein-smartphone-kaempft-gegen-mich-und-ich-gegen-mein-smartphone-8553568.html (Stand: 07.04.2020)
- T-online Gesundheit (2016): Aufschieben als Krankheit - Was ist Prokrastination? Definition und Ursachen, URL: https://www.t-online.de/gesundheit/krankheiten-symptome/id_78270902/was-ist-prokrastination-definition-und-ursachen.html (Stand: 08.04.2020)
- Tao Health (2017): Was ist Pranayama? Wie du mit 6 Atemübungen Körper und Geist harmonisieren kannst, URL: https://www.taohealth.de/yoga/was-ist-pranayama.html (Stand: 08.04.2020)
- TestsGuide (2017): 10.000 Schritte oder wie viele Schritte am Tag sind ideal?, URL: https://www.testsguide.de/10-000-schritte/ (Stand: 08.04.2020)
- The Atlantic, James Hamblin (2019): 7 Biohacks to Master Before Worrying About Other Biohacks, URL: https://www.vogue.com.au/beauty/wellbeing/everything-to-know-about-biohacking-your-diet/news-story/b82a6438ead54d3552068e87ccbe9e66 (Stand: 07.04.2020)
- The BMJ, Robin Poole et al (2017): Coffee consumption and health: Umbrella review of meta-analyses of multiple health outcomes, URL: https://www.bmj.com/content/359/bmj.j5024.long (Stand: 07.04.2020)
- Therapiezentrum Gasthof: Achtsamkeitsbasierte Stressreduktion (MBSR),

URL: http://www.tzg.at/dasangebot/diemethoden/achtsamkeitsbasierte-stressreduktion-mbsr.php (Stand: 08.04.2020)

• UGB Gesundheitsberatung, Dipl. oec. Troph. Anke von Platen: Achtsam essen, URL: https://www.ugb.de/ernaehrungsberatung/achtsam-essen/ (Stand: 08.04.2020)

• Urgeschmack: Die Paleo-Diät, URL: https://www.urgeschmack.de/die-paleo-diaet/ (Stand: 08.04.2020)

• Utopia, Anja Schauberger (2015): Studie beweist: Wer Yoga macht und meditiert, lebt gesünder, URL: https://utopia.de/studie-beweist-wer-yoga-macht-und-meditiert-lebt-gesuender-7829/ (Stand: 07.04.2020)

• Utopia, Anja Schauberger (2020): Die Smartphone Diät: Wie sie funktioniert und was sie bringt, URL: https://utopia.de/ratgeber/smartphone-diaet/ (Stand: 07.04.2020)

• Utopia, Charlotte Gneupel (2018): Yoga-Zubehör: Das brauchst du fürs Training, URL: https://utopia.de/ratgeber/yoga-zubehoer-das-brauchst-du-fuers-training/ (Stand: 07.04.2020)

• Utopia, Charlotte Gneupel (2019): Yoga für Anfänger - Diese Tipps erleichtern dir den Start, URL: https://utopia.de/ratgeber/yoga-fuer-anfaenger-diese-tipps-erleichtern-dir-den-start/ (Stand: 07.04.2020)

• Utopia, Krystian Manthey (2019): Raumluft verbessern: Pflanzen mit luftreinigender Wirkung, URL: https://www.kaffee-partner.de/de/magazin/lesen/kaffee-am-abend-macht-schlaflos-mythos-oder-wahrheit.html (Stand: 07.04.2020)

• Utopia, Martina Naumann (2020): Biohacking: Einfache Mittel für zu mehr Energie und Gesundheit, URL: https://utopia.de/ratgeber/biohacking-einfache-mittel-fuer-zu-mehr-energie-und-gesundheit/ (Stand: 07.04.2020)

• Utopia, Sarah Brockhaus (2018): Konzentrationsübungen: Effektive Mittel, um die Konzentration zu steigern, URL: https://utopia.de/ratgeber/konzentrationsuebungen-effektive-mittel-um-die-konzentration-zu-steigern/ (Stand: 07.04.2020)

• Utopia, Stefanie Jakob (2019): Morgenroutine: 10 Tipps für einen besseren Start in den Tag, URL: https://www.aok.de/bw-gesundnah/vorsorge-und-gesundheit/handysucht-was-tun (Stand: 07.04.2020)

• Utopia, Stefanie Jakob (2020): Achtsamkeit: Von der Schwierigkeit im Hier und

Jetzt zu sein, URL: https://www.aok.de/bw-gesundnah/vorsorge-und-gesundheit/handysucht-was-tun (Stand: 07.04.2020)

- Utopia, Stefanie Jakob (2020): Digital Detox: 8 Tipps, um bewusst offline zu gehen, URL: https://utopia.de/ratgeber/digital-detox-bewusst-offline-gehen/ (Stand: 07.04.2020)
- Uvex x-pertblog (2018): Die Gefahren von blauem Licht - und wie Schutzbrillen helfen, URL: https://www.uvex-safety.com/blog/de/die-gefahren-von-blauem-licht-und-wie-schutzbrillen-helfen/ (Stand: 07.04.2019)
- Vendanta & Yoga, Narada: Einfache Mantra Meditation Anleitung, URL: https://vedanta-yoga.de/einfache-mantra-meditation/ (Stand: 08.04.2020)
- We go wild: Die 22 effektivsten HIIT-Übungen für zuhause, URL: https://www.we-go-wild.com/hiit-uebungen-high-intensity-interval-training/ (Stand: 08.04.2020)
- Welt, Claudia Becker (2018): 100.000 Jugendliche sind süchtig nach Social Media, URL: https://www.welt.de/vermischtes/article174096366/Studie-100-000-Jugendliche-sind-suechtig-nach-Social-Media.html (Stand: 07.04.2020)
- Wim Hof Method, Benefits of cold showers, URL: https://www.wimhofmethod.com/benefits-of-cold-showers (Stand: 07.04.2020)
- Yoga Easy, Psychologin & Yogalehrerin Katharina Großmann (2019): Alles über Pranayama: Atme das Glück, URL: https://www.yogaeasy.de/artikel/pranayama-die-yogischen-atemuebungen (08.04.2020)
- Zeit Wissen, Max Rauner (2018): Biohacking - Neuer Mensch oder arme Sau?, URL: https://www.zeit.de/zeit-wissen/2018/03/biohacking-selbstversuch-gentechnik-crispr-genetik-selbstversuch-cyborg (Stand: 07.04.2020)
- Zeit Wissen, Mechthild Klein (2018): Hör mir auf mit Achtsamkeit!, URL: https://www.zeit.de/wissen/gesundheit/2018-03/meditation-achtsamkeit-hype-anti-stress-depression-psychologie (Stand: 08.04.2020)
- Zeit zu leben, Ralf Senftleben: Achtsamkeit: alles, was du darüber wissen musst, URL: https://zeitzuleben.de/achtsamkeit-alles/ (Stand: 07.04.2020)
- Zeit, Christian Honey (2018): Smartphone-Abhängigkeit: Bin ich süchtig nach meinem Smartphone?, URL: https://meine.zeit.de/session?url=https%3A%2F%2Fwww.zeit.de%2Fdigital%2Fmobil%2F2018-04%2Fsmartphone-abhaengigkeit-handysucht-unterschied (Stand: 07.04.2020)

• Zeitblüten, Ing. Burkhard Heidenberger: Konzentrationsübungen: Die Top 10, URL: https://www.zeitblueten.com/news/konzentrationsuebungen-die-top-10/ (Stand: 08.04.2020)

• Zentrum der Gesundheit, Anne Rothstein (2020): Vegetarische Ernährung ist die beste Ernährung für Gesundheit und Umwelt, URL: https://www.zentrum-der-gesundheit.de/vegetarische-ernaehrung-gesundheit-16120472.html (Stand: 08.04.2020)

• Zentrum der Gesundheit, Carina Rehberg, geprüft von Dr. J.H. (2020): Intermittierendes Fasten - Der gesunde Essrhythmus, URL: https://www.zentrum-der-gesundheit.de/intermittierendes-fasten-ia.html (Stand: 08.04.2020)

• http://www.alkalinewaterionizers.org/how-drinking-alkaline-ionized-water-benefits-your-body/ (Stand: 07.04.2020)

• https://www.chefkoch.de/magazin/artikel/40,0/Chefkoch/Gesunde-Ernaehrung-Was-ist-das.html (Stand: 08.04.2020)

• Ärzteblatt, Joachim Koch (2014): Yoga: Die positive Kraft des Yoga, URL: https://www.aerzteblatt.de/archiv/152826/Yoga-Die-positive-Kraft-des-Yoga (Stand: 07.04.2020)

Wir danken Ihnen für Ihr Interesse und Ihr Vertrauen. Als Dankeschön dafür, haben wir eine besondere Überraschung. Sie möchte innere und äußere Balance erlangen? Dann haben wir genau das richtige für Sie: **Einen Guide zur inneren & äußeren Balance**. Das Beste: Sie erhalten diese vollkommen kostenlos. Das klingt wunderbar? Dann warten Sie nicht lange und holen Sie sich Ihr Gratis-Geschenk.

## Hier geht es zu Ihrem Gratis-Geschenk:

https://forms.gle/mDuLAyX7FPWiYuwK7

1. **Öffnen Sie die Kamera-App auf Ihrem Smartphone und richten Sie die Kamera auf den QR-Code.**
2. **Klicken Sie auf den Link, der Ihnen angezeigt wird und schon werden Sie zur Website weitergeleitet.**

# Impressum

Herausgeber: Orbita Media Verlag GmbH & Co. KG / Ericusspitze 4 / 20457 Hamburg
Kontakt: kontakt@empireofbooks.de
Website: https://empireofbooks.de
Coverbild: Shutterstock

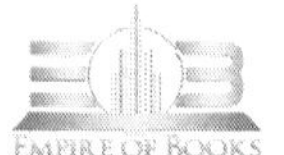


**Haftungsausschluss:**
Die Nutzung dieses Buches und die Umsetzung der enthaltenen Informationen, Anleitungen und Strategien erfolgt auf eigenes Risiko. Der Autor kann für etwaige Schäden jeglicher Art aus keinem Rechtsgrund eine Haftung übernehmen. Haftungsansprüche gegen den Autor für Schäden materieller oder ideeller Art, die durch die Nutzung oder Nichtnutzung der Informationen bzw. durch die Nutzung fehlerhafter und/oder unvollständiger Informationen verursacht wurden, sind grundsätzlich ausgeschlossen. Rechts- und Schadenersatzansprüche sind daher ausgeschlossen. Dieses Werk wurde sorgfältig erarbeitet und niedergeschrieben. Der Autor übernimmt jedoch keinerlei Gewähr für die Aktualität, Vollständigkeit und Qualität der Informationen. Druckfehler und Falschinformationen können nicht vollständig ausgeschlossen werden. Es kann keine juristische Verantwortung sowie Haftung in irgendeiner Form für fehlerhafte Angaben vom Autor übernommen werden. Die bereitgestellten Analysen, Vorschläge, Ideen, Meinungen, Kommentare und Texte sind ausschließlich zur Information bestimmt und können ein individuelles Beratungsgespräch nicht ersetzen. Alle Informationen dieses Buches entsprechen dem Kenntnisstand zum Zeitpunkt des Verfassens dieses Buches. Eine Haftung für mittelbare und unmittelbare Folgen aus den Informationen dieses Buches ist somit ausgeschlossen.
Informieren Sie sich weitläufig aus unterschiedlichen Quellen und bedenken Sie, dass am Ende nur Sie für die Entscheidungen verantwortlich sind.



**Haftung für externe Links:**
Unser Angebot enthält Links zu externen Websites Dritter, auf deren Inhalte wir keinen Einfluss haben. Deshalb können wir für diese fremden Inhalte auch keine Gewähr übernehmen. Für die Inhalte der verlinkten Seiten ist stets der jeweilige Anbieter oder Betreiber der Seiten verantwortlich. Die verlinkten Seiten wurden zum Zeitpunkt der Verlinkung auf mögliche Rechtsverstöße überprüft. Rechtswidrige Inhalte waren zum Zeit-punkt der Verlinkung nicht erkennbar.

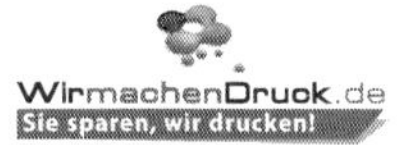